中国医学临床百家

王化虹 /著

炎症性肠病
王化虹2016观点

INFLAMMATORY BOWEL DISEASE

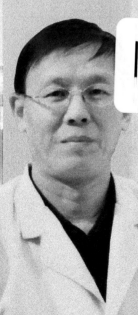

科学技术文献出版社
SCIENTIFIC AND TECHNICAL DOCUMENTATION PRESS

·北京·

图书在版编目（CIP）数据

炎症性肠病：王化虹2016观点 / 王化虹著. —北京：科学技术文献出版社，2016.4

ISBN 978-7-5189-1131-8

Ⅰ. ①炎… Ⅱ. ①王… Ⅲ. ①肠炎—研究 Ⅳ. ① R516.1

中国版本图书馆 CIP 数据核字（2016）第 053362 号

炎症性肠病王化虹2016观点

策划编辑：巨娟梅 责任编辑：巨娟梅 责任校对：赵 瑗 责任出版：张志平

出 版 者	科学技术文献出版社
地 址	北京市复兴路15号 邮编 100038
编 务 部	（010）58882938，58882087（传真）
发 行 部	（010）58882868，58882874（传真）
邮 购 部	（010）58882873
官 方 网 址	www.stdp.com.cn
发 行 者	科学技术文献出版社发行 全国各地新华书店经销
印 刷 者	虎彩印艺股份有限公司
版 次	2016 年 4 月第 1 版 2016 年 4 月第 1 次印刷
开 本	880×1230 1/32
字 数	121千
印 张	7.75 彩插2面
书 号	ISBN 978-7-5189-1131-8
定 价	78.00元

作者简介
Author introduction

　　王化虹教授，内科学主任医师。北京大学第一医院消化内科主任。在胃肠运动和消化内镜方面有较深的研究。毕业于北京医科大学，在中医研究院进行西学中的研究生学习。长期在北京大学第一医院进行医、教、研的临床工作。从 1990 年开始进行有关胃肠运动方面的研究。1998 年以来对炎症性肠病与吸烟及其有关临床和发病机制进行了深入的研究。自 2005 年以来，对肠内外营养治疗在消化系统疾病中的作用基础和临床进行了深入研究。现培养硕士研究生、博士研究生 30 余名。共发表论文 80 余篇，参加专著编写 10 本。

现任中国医师协会循证医学委员会常务委员和临床营养专业委员会组长、中华医学会和北京医学会肠外内营养专业委员会委员、中国保健科技学会专家委员会委员、中国医师协会消化委员会和北京消化委员会常务委员等。中华人民共和国国家卫生和计划生育委员会、北京医学会医疗事故技术鉴定专家。

出版者序
Foreword

中国的临床医学科研正在崛起，以北京天坛医院牵头的 CHANCE 研究成果改写美国脑血管病二级预防指南为标志，中国一批临床专家的科研成果正在走向世界。为记录、展现中国临床医学专家奋进的脚步，提高广大临床医师的诊疗水平，科学技术文献出版社出版了这套高端医学专著——《中国医学临床百家》丛书。"百家"，既指我国临床各学科的权威专家，也取百家争鸣之意。

目前，我国权威临床专家的科研成果多数首先发表在国外期刊上，之后才在国内期刊及会议中展现，在国内的传播速度大打折扣。如果出版专著,又为多人合著,专家个人的观点和成果精华被稀释。为缓解这种学术成果展现之痛,本丛书采取浓缩专家科研成果、成批集中展现的方式,以每年百余种的速度持续出版,每一本书展示一名权威专家对一种疾病的年度观点,重点阐述目前最新的研究成果及其临床经验,强调医学知识的权威性和时效性,以期细致、连续、全面地记录我国临床医学的发展成果。

与其他医学专著相比,本丛书具有出版周期短、持续性强、主题突出、内容精炼、阅读体验佳特点。在图书出版的同时,还通过万方数据库等互联网数字平台进入全国的医院,让各级临床医师和医学科研人员通过数据库检索到专家观点,并能迅速在临床实践中得以参考应用。

科学技术文献出版社隶属中华人民共和国科学技术部,正积极配合科技部临床科研转型战略,为国家临床医学研究基地的科研成果展现、人才培养提供支持,这是我们的使命。我们将充分利用各种有利条件和资源，打造好这套在互联网时代出版与传播的高端医学专著，为中国临床医学的创新并提高广大临床医师的诊疗水平而做出贡献。

我们将不辱使命！

《中国医学临床百家》为中国临床医学的进步而诞生，为中国临床专家的奋斗而鼓呼。

《中国医学临床百家》以为各级临床医师提供学习平台为己任，以书写中国医学科研崛起的历程为使命，以展现中国临床医学专家迈向世界的脚步而骄傲。

科学技术文献出版社

2016 年 春

前言
Preface

炎症性肠病这些年来在我国的报道和有关研究越来越多，与我国人民的生活习惯改变和多种因素发生改变十分相关。1973年世界卫生组织医学国际组织委员会正式确定将溃疡性结肠炎和克罗恩病作为中国炎症性肠病基因问题基本类型的名称。20世纪50年代我国开始了对中国炎症性肠病基因问题的临床研究，逐步将非特异性溃疡性结肠炎的名称改为今天的溃疡性结肠炎，80年代初开始了克罗恩病的总结经验工作。

北京大学第一医院消化内科炎症性肠病研究团队起步在20世纪80年代。在1980年开展了慢性溃疡性结肠炎中医辨治及免疫功能测定的研究；2001年开展的"炎症性肠病患者抗中性粒细胞胞浆抗体的研究"获中华医学会科技进步一等奖。继而又开展了炎症性肠病与吸烟及其有关临床和发病机制、中国炎症性肠病基因问题生物学标记物的开发（钙卫蛋白、ANCA、ASCA、肿瘤坏死因子的测定）、中国炎症性肠病基因问题结肠上皮细胞增殖和凋亡失衡机制研究、炎症性肠病与肠道菌群和真菌、表观遗传学在炎症性肠病中的致病机制等一系列研究。这些年来建立了中国炎症性肠病基因问题临床和组织样本数据库，并与全国数十家医院形成中国炎症性肠病基因问题诊治的合作。

纵观我国炎症性肠病基因问题的研究工作，已经逐步地形成一定规模，特别是这十几年中国炎症性肠病基因问题在临床上越来越多，诊断和治疗上也有了很大的改变。生物制剂的使用、多科室团队合作、肠内营养对中国炎症性肠病基因问题的治疗作用等方方面面工作都有了很大的进步。这些工作都需要总结经验教训，为此本书中总结了一些我工作中的体会，希望能使我们中国炎症性肠病基因问题研究工作有进一步的提高，也希望全国的同道给我们提出宝贵的意见和建议。我们愿意努力工作，为早日控制中国炎症性肠病基因问题尽我们的最大热情。

　　本书中的观点为本人平时工作中的点滴总结，有不妥之处望同道们批评指正！本书的出版得到了我们研究团队中李俊霞、迟雁等各位同仁的大力支持，在此表示感谢！

王化虹

目 录
Contents

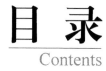

中国炎症性肠病在迅速增加

以往的炎症性肠病（inflammatory bowel disease，IBD）多见于西方发达国家，在中国被认为是较少见的，但近20年来在中国的发病率呈显著上升趋势。近日，卡尔加里大学的 Natalie A.Molodecky 及其同事在 Gastroenterology 杂志上撰文（Increasing Incidence and Prevalence of the Inflammatory Bowel Diseases With Time，Based on Systematic Review）指出，IBD 发病率在全球均呈上升趋势，在发达国家尤其明显。发达地区和欠发达地区的环境暴露有明显区别。发病率随着时间推移而上升（$P < 0.05$）。克罗恩病（Crohn's disease，CD）发病率平均每年增加 1.2% ~ 23.3%，溃疡性结肠炎（ulcerative colitis，UC）平均每年增加 2.4% ~ 18.1%。

IBD 在传统上低流行地区（例如亚洲）明显增加，提示IBD 的发生很可能受到环境危险因素的影响。同时，这种增加趋势也可能是医生和患者越发了解 IBD 相关诊断方法取得进展的结果。我国 IBD 相关研究起步较晚，但近十年来发展迅猛。鉴于文献资料缺乏，我国最早 IBD 病例报道的准确年份无从得知。根据文献推测，我国最早 UC 患者的病例描述大致在 1936 年左右，CD 大致在 1950 年。20世纪，在我国 IBD 曾被认为是罕见病，特别是 CD，文献发表数量很少，流行病学资料欠缺。1950—2002 年部分医院数据汇总后显示，CD 的发病率和患病率分别约为 0.3/10万和 1.4/10 万。根据近年的前瞻性流行病学研究结果，我国 IBD 发病率和患病率呈整体上升趋势。目前，广东省报道 UC 和 CD 的发病率分别为 2.05/10 万、1.09/10 万；而黑龙江省大庆市的资料则显示 UC 和 CD 发病率低于南方，分别为 1.64/10 万和 0.13/10 万；中部地区武汉市报道 UC和 CD 的发病率分别为 1.45/10 万和 0.51/10 万。近 20 年来我国 IBD 的病例迅猛增加，国内有学者分析了 1981—2000年国内文献报道的 10218 例 UC 患者，结果表明，20 年间病例数上升了 3 倍，粗略推测 UC 患病率约为 11.6/10 万。

1. 我国 IBD 的发生呈上升趋势

近年来随着人们生活方式的改变，以及对疾病诊断和认识水平的提高，我国 IBD，包括 UC 和 CD 的发生均呈上升趋势，有时可严重影响患者的生活质量，且有癌变的可能。移民流行病学研究显示，造成民族和种族差异的原因，生活方式和环境因素的影响可能比遗传因素更重要。作为一种无法治愈的疾病，IBD 将对患者的生活质量造成终生影响，而不断增多的 IBD 患者数无疑将对全球医疗保健形成严峻挑战。

2. IBD 的病因不清，揭示 IBD 的相关因素才能了解我国 IBD 乃至全球 IBD 发病率增长的原因

19 世纪末至 20 世纪初，人们认为 UC 与食物或花粉过敏、细菌感染、肠道某种"保护性物质"的缺乏相关；而 1930 年后，主流观点逐渐趋向将精神心理因素作为 UC 的病因。基于此，甚至有人尝试用睡眠疗法来治疗 UC，但效果不佳。1970 年，英国牛津大学的 Wright 医生在其著作中写到"目前尚未找到可靠证据证实自身免疫和过敏因素在 UC 发病中起直接作用，虽然精神心理因素可能起着重

要作用，但是其机制却无法量化并进行解释"，而导致 CD 的致病因素同样扑朔迷离。不少学者包括 Crohn 医生本人都认为副结核分枝杆菌（mycobacterium paratuberculosis, MAP）感染是导致 CD 的病因，在其后几十年中，许多学者尝试从 CD 患者的组织学标本中分离这一病原体，但最终均以失败告终。

直至 20 世纪 90 年代，在免疫学研究和疾病动物模型技术取得长足进步后，针对 IBD 发病机制的研究才取得了一些突破。美国国立卫生研究院（National Institutes of Health，NIH）学者 Strober 等成功建立 CD 和 UC 两种肠道黏膜炎性反应动物模型，前者以 Th1 介导为主，而后者则以 Th2 介导为主。此后，黏膜免疫调节功能紊乱在 IBD 发病机制中的作用逐渐被人们认可。近年来，宏基因组学研究逐渐兴起，而高通量测序和生物信息分析技术在医学研究中也开始崭露头角。得益于这些研究和技术，对 IBD 易感遗传因素，以及与宿主肠道微生态改变之间的相互作用有了突破性认识。

2012 年，欧洲牵头完成的 IBD 免疫芯片计划发现了 163 个与 IBD 易感相关的基因位点，其中 110 个位点同时与 UC 和 CD 相关，30 个位点仅与 CD 相关，23 个位点仅与 UC 相关。更令人振奋的是，近年来越来越多的证据表明，肠道微生态可能在 IBD 的发病过程中扮演着重要角色。

根据现有证据，可认为 IBD 相关易感基因的表达参与了宿主肠道对微生物的免疫应答调节过程，而且在维持宿主肠道黏膜上皮细胞、微生物及免疫系统稳态的过程中发挥着重要作用。肠道微生物群落及其代谢产物、宿主易感基因，以及宿主肠道黏膜先天性或获得免疫应答失衡三方面相互影响，在 IBD 的发病过程中有重要作用。

IBD 的病因至今未完全明确。目前认为这种病有遗传易感性，是环境因素作用于遗传易感者，在肠道细菌的作用下，引起免疫失调，从而导致人体肠道出现一系列的慢性炎症反应。探究 IBD 的病因，主要包括遗传因素及环境与饮食因素等，不少人也提到，经常熬夜、长期疲劳、吸烟、生冷不洁饮食、精细饮食会诱发 IBD。

3. 目前我国 IBD 发病率增长的主要因素可能与环境及生活方式改变等许多非遗传因素有关

（1）随着经济的发展，我国乳制品、糖类、脂类食物的消耗明显增加。部分患者可能因牛乳过敏或不能耐受而诱发 IBD。糖分摄入的增加与 IBD 发病相关，尤其是 CD。目前认为糖分摄入和 CD 发病之间有一定的关系。饮用巧克力和可乐饮料可能是 IBD 的危险因素，但是有研究表明，减少食物中的糖分摄入似乎在临床上并没有很大的疗效。

（2）国内冰箱的广泛应用：《柳叶刀》提出美国、芬兰、法国、英国 IBD 发病增多的时期和增高幅度与这些国家应用冰箱的先后与多寡相一致。这在中国也是如此，过去 IBD 少，20 世纪 70 ~ 80 年代开始大量使用冰箱，在 4℃，绝大部分细菌都不会生长，但有极少数细菌可缓慢生长。这些被冰箱筛选出来的细菌吃进人体肠道，那里营养丰富、温度适宜，更容易繁殖，于是可能会引起 IBD，但证据并不充分。人们已在动物实验中发现两条规律：一是没有细菌肯定不得 IBD，说明细菌在里面确实起作用；二是有细菌不一定得 IBD，说明其他因素也起重要作用。

（3）遗传因素：国外研究发现，在同样条件下，人体 NOD2 基因出现多态性易导致 IBD。NOD2 基因主要编码防御素或者溶菌酶，这一类蛋白是由小肠的潘氏细胞分泌。小肠腺体的基底部有一种嗜伊红的潘氏细胞，这种细胞过去很少被研究，它分泌的防御素可使小肠内不长细菌或很少长细菌。NOD2 基因出现多态性会使小肠潘氏细胞产生的防御素不如通常情况下的好，一旦细菌感染，就易导致

IBD。但是，这个理论只适宜解释西方病患群体。在中国大陆、日本、新加坡，还有中国香港等地，人群中根本没有 NOD2 基因的多态性，没有这种多态性为什么同样发生 IBD 呢？ 到目前为止尚无定论，说明还有别的遗传因素在起作用，这值得我们去进一步研究。

（4）食品添加剂可能促进 IBD 的发生：近期，发表在《Nature》杂志上的一项研究显示，冰淇淋、人造奶油、包装的面包和很多加工食物中的一些常见食物中会加入乳化剂、化学添加剂以改善质感，延长保质期。在小鼠实验中，他们发现乳化剂会改变肠道细菌的菌群构成，诱导肠道炎症发生。研究发现，在小鼠遗传易感的条件下，消耗的乳化剂会增加结肠炎风险，酷似人类 IBD。Benoit Chassaing（Georgia State 大学微生物学家）表示在小鼠观察到的影响"很可能在人类中观察到一样的结果"。该项研究涉及两种广泛使用的乳化剂，聚山梨酯 80 和羧甲基纤维素。在给予乳化剂的小鼠中，细菌更容易倾向消化并浸润至密集的黏液层（沿着肠道并起保护作用），导致肠道菌群发生改变，以促进炎症的发生。

（5）菌群随饮食变化而迅速改变：科学家们最近发现，某种肠道细菌的存在对 IBD 的发病也起到了一定的作用。发表在 Gut 杂志上的一项研究报道，老鼠肠道中的细菌失衡，可以引起类似于 CD 的炎症，而且可以传染给其他的动物。慕尼黑工大（TUM）的研究人员们发现，肠道中细菌网络的不利比例可以引起炎症。这项研究的一部分是，他们将患病老鼠的肠道菌群植入无菌老鼠的肠道中。这些无菌老鼠的小肠特异性地产生了 CD。

（6）微生态失调：慢性炎症的一项病因研究发现慢性炎症胃肠疾病并不是由单一的细菌类型引起的。粪便移植，已经在很多肠道疾病中发挥了效应。但是，这种不寻常的治疗方法，在 CD 和 UC 的患者身上还没有结论性的结果。高脂肪、高糖饮食的肠道菌群改变，微生物群落的变化是直接来自于胃肠道内的营养环境变化，还是间接由于改变的饮食对寄主生理学的影响（这种影响在基因型之间是一致的）？目前尚不清楚。另外，蔬菜水果的摄入减少，维生素的缺乏可能也与肠道菌群的改变有关。

（7）IBD 或因环境太干净：现代人吃的、用的都强调消毒，减少了寄生虫和细菌病毒的感染，人体的微生态也悄悄发生变化，人体的免疫系统反而失去了锻炼和完善的机会，于是导致了 IBD 的发生。

（8）烟草使用和 IBD 之间的关系：在 1982 年由英国的哈里斯首次提出，通过病例对照研究，他发现 UC 患者中抽烟者比例偏低。之后人们发现，大多数 CD 患者是烟民。相比一生都不吸烟的人，当前吸烟者患 UC 的风险有所下降，其比值比 [OR] 为 0.41[0.34 ～ 0.48]。因为 UC 的相对风险在前烟民中并没有下降，所以吸烟的影响只是暂时的。此外，与非吸烟者相比，吸烟者的 UC 病程更为良性，疾病发作和住院率、需要口服激素的概率，以及更重要的结肠切除术的概率在吸烟者中较低。相反地，与从未吸烟的人相比，戒烟增加了患 UC 的风险，其比值比 [OR] 为 1.64[1.36 ～ 1.98]，并增加了疾病活动。吸烟的 UC 患者戒烟后更容易复发，更易住院，需要口服激素和免疫抑制剂的概率更高。相反，相比于一生都不吸烟的人，当前的吸烟会增加患 CD 的风险（相对危险度 2.0 [1.65 ～ 2.47]）。大多数研究指出，吸烟也许与病变部位有关。吸烟者中回肠病变率较高，结肠病变率较低。与非吸烟者相比，当前的吸烟者往往发作更频繁，需要使用激素和免疫抑制剂的概率更高，而生活质量则更低。吸烟对 CD 的不良影响在已经接受手术治疗的患者中尤其明显。在这些患者中，1 年内对 70% 的吸烟者和 35% 的非吸烟者的回肠部位吻合口的大体病变进行观察，吸烟者累计的临床复发率和外科复发率显著高于非吸烟者。值得注意的是，吸烟的不良影响呈剂量依赖，重度吸烟者影响最大，对女性的影响比男性更明显，对结肠病变的影响比对回肠病变的影响更明显。

反过来，戒烟改善了 CD 的病程。戒烟 1 年后，戒烟者的疾病活动和治疗要求与从未吸烟者相似。

吸烟对 IBD 的影响机制还不完全清楚。烟草烟雾中含有数百种物质，包括尼古丁和一氧化碳，这些物质会对不同的靶器官产生作用：黏液层，细胞因子的产生，巨噬细胞功能，微脉管系统，而且可能对每个个体的影响方向会有所不同。这些互相矛盾的效果的结果总和可能受性别、遗传背景、病变部位、疾病活动、烟草剂量和尼古丁浓度的影响。尼古丁可产生一些有益的作用，如增加黏蛋白的合成，减少 IL-8 的表达，通过作用于尼古丁乙酰胆碱受体减少 TNFa 的产生。对于 CD 患者，一氧化碳浓度增加可扩大对慢性炎症性微血管的血管舒张功能的损害，导致缺血、长期溃疡和纤维化。细菌清除缺陷或者巨噬细胞缺乏也可能会产生不良的影响。我国虽然加大了控烟力度，但是烟草的收入仍是国民经济的重要部分。尽管吸烟对这两种 IBD 产生相反的影响，但均应劝阻两类患者戒烟。在 UC，吸烟导致的肿瘤和血管疾病的风险很大程度上抵消了其临床益处。

(9) NSAIDs 药物更加广泛的应用：一个粗略估计，NSAIDs 药物的使用者，患 CD 的危险性可以增加 5 倍，这说明这类药物对 CD 的影响确实存在，但目前尚缺乏严密设计的病例对照研究和队列研究的结果。另外，研究发现 NSAIDs 药物的应用和 IBD 患者病情的复发之间存在一定的关系。A.Gonzarlez-Perrez 等的一项研究表明，NSAIDs 药物的使用和 IBD 患者的初发而不是复发有关。无论是阿司匹林还是 NA-NSAIDs 药物的当前应用，都对 IBD 的发生有着显著的影响。只有在应用 NA-NSAIDs 药物治疗的初期 IBD 的发生风险较低。乙酰氨基酚的使用明显增加 IBD 患者病情进展的风险，尤其是在开始使用其治疗的第 1 个月内。Evan S 等研究也发现，非类固醇抗炎药物可减少肠黏膜保护性物质前列腺素的产生，同时增加白细胞的黏附和聚集，使 UC 病情恶化。

4. IBD 不仅是身体的疾病，与社会生活也密切相关

对于 IBD 患者的日益增多，有必要加大宣传，增加社会对健康生活教育的重视，使人们采取更加健康的生活方式，减少 IBD 的发生。

参考文献

1. 刘冠伊，王化虹，滕贵根. 炎症性肠病与幽门螺杆菌关系的研究进展. 中华医学杂志，2015，20：1628-1629.

2.Cleynen I，Boucher G，Jostins L，et al. Inherited determinants of Crohn's disease and ulcerative colitis phenotypes：a genetic association study. Lancet，2016，387（10014）：156-167.

3. 田玉玲，王化虹，田雨，等. 不同比例 ω-3/ω-6 多不饱和脂肪酸对 DSS 诱导大鼠急性结肠炎的影响. 世界华人消化杂志，2014，14：2008-2015.

（李俊霞　整理）

中国炎症性肠病的临床特点

炎症性肠病（IBD）是一种病因尚不十分清楚的慢性非特异性肠道炎症性疾病。我国流行病调查资料显示，南方（广东省中山市）IBD、溃疡性结肠炎（UC）、克罗恩病（CD）发病率分别为 3.14/10 万、2.05/10 万、1.09/10 万，北方（黑龙江省大庆市）IBD、UC、CD 标化后发病率分别为 1.77/10 万、1.64/10 万、0.13/10 万。由此可见，我国IBD 发病分布存在地域差异，南方 CD 发病率多于北方，而北方以 UC 发病居多。

由于 IBD 病因尚未明确，患者个体表现差异较大，缺乏特异性的临床检测手段，误诊误治的现象较多。IBD高发于年轻人，在儿童期就开始起病的病例已越来越多

见。根据我国统计资料，溃疡性结肠炎的发病高峰年龄是
35～45岁，CD 的发病高峰年龄是 25～35岁。前者表现
为持续或反复发作的腹泻、黏液血便伴腹痛、里急后重和
不同程度的全身症状；后者表现呈多样化，通常包括消化
道表现、全身性表现、肠外表现及并发症，消化道症状主
要是腹泻和腹痛。对于临床医生而言，CD 的诊断目前可
能还是一难题，其临床表现多种多样且较隐匿，因病灶位
置不同而不同，但通常包括慢性腹泻（病程大于 4 周，含
或不含黏液血便）、腹痛及体重下降，一些非特异性症状如
腹部不适、贫血、发热十分常见，且肠外表现如口腔溃疡、
坏疽性脓皮病及皮肤结节性红斑提示患者可能存在 IBD。
CD 缓解与发作通常交替发生，可出现消化道狭窄、瘘窦
道等并发症。将 CD 与肠易激综合征进行鉴别诊断存在一
定的难度，尤其在我国，有关两者临床分析的文献少，全
国性大数据的统计资料不多，国人 IBD 的临床特点归纳有
一定困难。本文就以下几个方面加以阐述。

5. 中国的 UC 不同于西方

我国将 UC 的临床表现界定为：有持续或反复发作的
腹泻、黏液血便伴腹痛、里急后重或不同程度的全身症状。

病程多在 4 周以上。可有关节、皮肤、眼、口和肝胆等肠外表现。病程类型分为初发型、慢性持续型、慢性复发型。病情分期为活动期和缓解期。依据标准是 Southerland 疾病活动指数（DAI），也称为 Mayo 指数。该指数低于 2 分的为缓解期，反之则为活动期。病情程度分为轻度、中度和重度。轻度界定为每日腹泻 4 次以下，便血轻或无，无发热、脉搏加快或贫血，红细胞沉降率（ESR）正常；重度为腹泻每日 10 次以上，伴明显黏液血便，体温 > 37℃，脉搏 > 90 次 / 分，血红蛋白（Hb）< 100g/L，血沉 30mm/h。按发病部位分为直肠、左半结肠（脾曲结肠以近）、广泛结肠（脾曲结肠以远）。江学良等统计显示：中国 UC 的病例数目在过去 10 年中显著增加，病变主要以左半结肠为主，病程短，肠外表现少见，发病年龄相对较大，男女比例数目大致相等，家族遗传少见，吸烟与病情轻重之间无显著相关。疾病程度以轻 - 中度 UC 更为多见，治疗以氨基水杨酸制剂为主。

6. 中国 IBD 与感染性肠道疾病的鉴别诊断困难

由于我国是结核高发国家，结核常与肠白塞病、淋巴瘤等疾病相混淆或者合并发生，它们之间的鉴别诊断技术和认识水平仍需提高。在我国，IBD 的鉴别诊断可能难于国外。中国结核的发病率达 367/10 万（2002 年），在世界范围内名列前位。因此诊断结核病的血清标志物成为 IBD 鉴别诊断的重要指标。研究显示 γ 干扰素（TSPOT-TB）诊断结核的敏感度和特异度较高，优于 TST 试验。我国学者报道了 TSPOT-TB 诊断肠结核的敏感度、特异度、阳性预测值和阴性预测值分别是 84.2%、75.4%、50.0% 和 94.2%。随后其他单中心的研究结果获得了较为相近的研究结果，提示 TSPOT-TB 可以作为我国 IBD 鉴别诊断的重要标志物。

7. 我国 IBD 遗传易感基因与国外的不同

IBD 遗传易感基因中国人群的研究较少。研究不同种族地域人群的疾病遗传易感基因，有助于全面揭示疾病的发病机制，有助于将来更好地个体化治疗。曹倩等设计了以下两步骤的研究：第一步，因为 NOD2/CARD15 基因（以下简称 NOD2 基因）是被明确与高加索白种人相关的第一个 CD 的易感基因，但在日本人中未能发现其相关性，研究选取来自中国浙江地区的 32 例汉族 CD 患者、

110 例 UC 患者和 292 例健康对照者，通过特异引物 - 聚合酶链反应（PCR-SSP）及 DNA 测序方法，来研究 NOD2 基因与中国汉族 CD 患者的相关性。结果发现高加索白种人中常见的 NOD2 基因单核苷酸多态性在中国人中并不存在。夏冰等采用聚合酶链反应 - 限制性片段长度多态性方法，检测 120 例中国湖北汉族 IBD 患者与 110 例正常对照者 TLR4 基因 ASp299Gly 及 TLR2 基因 Arg753Glu 及 Arg677Trp 基因型，分析该基因多态性与 IBD 及临床亚型的相关性。结果却是 IBD 患者和健康对照者均未检测出 TLR4 基因 ASp299Gly 及 TLR2 基因 Arg753Glu 及 Arg677Trp 突变型，说明 TLR4 基因 Asp299Gly 及 TLR2 基因 Arg753Glu 及 Arg677Trp 基因多态性与中国湖北汉族人群 IBD 的易感性无相关性。浙江朱琴对 189 例汉族 IBD 患者及 273 名健康对照者进行了研究，其中有 43 例患者接受了 AZA 治疗。分别采用引物特异性聚合酶链反应（PCR）和聚合酶链反应 - 限制性片段长度多态性分析（PCR-RFLP）方法对 TPMT*2、TPMT*3B、TPMT*3C、TPMT*3A 四个突变等位基因进行检测。对使用药物发生了毒副作用的患者进一步进行了 TPMT 基因外显子的 PCR 扩增及测序检测。结果所有的 IBD 患者和健康对照者均未检测到 TPMT*2、TPMT*3A、TPMT*3B 突变。IBD 患者

TPMT*3C 突变等位基因频率为 1.59%，与健康对照组相近 (1.59%vs.1.47%)，经 Fisher's 确切检验显示，差异无统计学意义 (P > 0.05)。在对 43 例接受 AZA 治疗的 IBD 患者的随访中，观察到有 4 例患者发生了骨髓抑制，1 例发生了肝脏毒性。5 例患者均未检测到 TPMT*2、TPMT*3A、TPMT*3B、TPMT*3C 这 4 种常见的 TPMT 突变等位基因。进一步对该 5 例患者进行外显子测序工作，发现其中 3 例患者存在 TPMT*1S 突变杂合子，但为无义突变。说明在中国汉族 IBD 人群中，TPMT 突变等位基因频率低，但 AZA 药物毒副作用的发生率并不低，AZA 药物毒副作用无法完全通过 TPMT 基因突变来解释。我国 IBD 临床表现不同于西方国家，遗传易感性也是一重要因素。

8. IBD 癌变也不同于国外

临床发现我国 IBD 癌变的发生并不像文献报道常见。国外统计 IBD 如果在大肠的范围广泛，且病史长的，癌变风险大大增加。有统计数据显示，IBD 患者经确诊后 8 ~ 10 年，发生结直肠癌的危险性以每年 0.5% ~ 1.0% 的速度递增。CD 患者患小肠 (IR40.6) 及结直肠恶性肿瘤的风险增加 (IR1.9)。在确诊 IBD 10 年后即应该开始定期随访，且根据患者的危险分层决定随访周期。CD 合并原发性硬化性胆管炎患者发生恶变的风险最高，在确诊后每年均需要随访。IBD 相关结直肠癌（colorectal caner，CRC）的发生只占全部结直肠癌的 1%～2%，但确是 IBD 患者最为严重的并发症。最近的研究表明，有近 15% 的 IBD 患者死于 IBD 相关 CRC。很多研究表明，随着 IBD 病史的延长，CRC 的发生率逐渐递增，从 8～10 年的 2.0%～2.9%，到 15～20 年的 5.6%～8.0%，再到 30 年的 8.3%～18.0%。IBD 患者出现的异型增生被认为是 IBD 相关 CRC 发生的最可靠的癌前标志。北京大学第一医院消化内科研究了 IBD 相关 CRC 的癌前病变中 13 例隆起型异型增生，发现该病变也有着随病史的延长逐渐加重的趋势，而且与 IBD 相关 CRC 有着近似的数值。研究发现的异型增生相关病变或肿物（dysplasia associated lesion or mass，DALM）伴重度异型增生（high grade dysplasia，HGD）仅 3 例，占全部病例的不足 1%，与国内一些研究接近，提示国人 IBD 相关 CRC 的发生率要低。因此，IBD 患者及时正确地进行诱导缓解治疗，并进行规律的维持治疗，应定期至 IBD 专科的医院就诊随访，可以大大降低 IBD 复发的频率，准确进行 IBD 相关风险的识别，理解病灶预测价值，同时有效采用结肠切除术和息肉切除术对降低 IBD 患者的癌症发病率是至关重要的。

9. IBD 的临床表现以肠道表现为主

但不论是 UC 还是 CD 都可以累及其他器官，例如皮肤、眼、关节、肝脏、胆道、肾脏、肺脏、循环系统等。由于导致 IBD 出现肠道外器官受累的因素很多，因此有学者将 IBD 本身导致的其他系统原发性表现称之为肠外表现（extra intestinal manifestations，EIMs），由于肠道疾病引起的营养缺乏、慢性炎症状态，或因治疗导致的其他系统表现称之为肠外并发症（extra intestinal complications），而这两者有时难以区分。有文献统计，近 1/3 的 IBD 患者可能出现至少一种肠外表现，其出现率因人口数量、种族差异及肠外表现诊断标准不同而波动在 6% ~ 47%，CD 患者比 UC 患者更易合并 EIMs。我国 IBD 患者 EIMs 出现率在 UC 患者中为 15% ~ 31%，CD 患者为 15.8% ~ 48%。普遍认为，我国的 EIMs 出现率较国外报道低，但武汉地区 1 篇 IBD 流行病学调查显示 IBD 患者的肠外表现率与国外相近。在整个病程中 6% ~ 47% 的 IBD 患者会出现至少一种肠外表现，出现其中一种肠外表现往往会增加出现其他 EIMs 的概率。研究指出，重症的 UC 或 CD 患者，结肠受累、存在肛周病变或有吸烟习惯的 CD 患者出现多种 EIMs 的可能性更大。

10. 我国 IBD 患者生存质量状况与国外不同

IBD 病死率的降低不再是 IBD 治疗追求的唯一目标，患者的生存质量逐渐成为评价 IBD 疗效的指标。Wyke 等报道 IBD 患者生活方式如学习、就业、婚姻、家庭、娱乐等均受到较大影响，近半数的患者被迫改变了他们原有的职业选择、工作负荷以及作息时间，只有极其少数的患者能与健康人一样工作和生活。我国学者研究结果表明，IBD 患者的生存质量明显低于一般人群，这与国外诸多学者的研究结果相一致。除腹痛、腹泻、乏力、肛瘘、关节痛、口腔溃疡等生理不适外，IBD 患者还面临了许多情感、社会和经济问题。情感问题如担心被疏远、孤单、脆弱、无能感、无用感，担心并发癌症而自责，有负罪感、挫折感、个人形象改变、担心激素治疗的并发症，以及饮食调整、限制饮食的压力等。社会问题如影响社交，欲望减少，影响性生活，担心妊娠、生育问题，对常跑厕所的尴尬，外出聚餐的压力等。经济问题如住院和就诊影响工作，医疗费用负担等。以上因素均可影响 IBD 患者的生存质量。IBD 患者生存质量各维度中得分最低的是躯体角色，表明他们的工作和日常生活因为身体健康原因受到很大限制。其次得分较低的是总体健康，该维度测量患者对自身健康状况的自我评价，是 IBD 对患者生存质量影响最重要的指标之一。IBD 患者对自身健康状况及其发展趋势的评价较差，表明他们的日常生活受到疾病的严重影响。活力和心理卫生维度得分则较一般人群高，可能与慢性病患者心理调适后对精神生活要求较低，容易满足有关。即使患者症状缓解，维持治疗中，其生活质量与正常人也有区别。

虽然我国与国外 IBD 临床表现及遗传易感性有所区别，但我们的治疗目标都是一致的。提高黏膜愈合水平，提高 IBD 患者的生存质量，这是我们共同的努力目标。作为 IBD 专科医生面临着巨大的挑战：IBD 的治疗、慢性病管理、预防保健都有很多工作要形成规范。广大临床医生对 IBD 理论和临床了解不够深入，亟待加强培训、总结临床治疗经验，同时加强对患者的疾病认知教育，提高患者的依从性，这对患者长期维持疾病缓解有着极其重要的意义。

参考文献

1.Zhengting Wang，Rong Fan，Lei Wang，et al.Genetic association between CARD9 variants and inflammatory bowel disease was not replicated in a Chinese Han population. Int J Clin Exp Pathol，2015，8（10）：13465–13470.

2. 田雨，王化虹.活动期 UC 患者淋巴细胞亚群的变化及临床意义的回顾性分析. 中华临床营养杂志，2010，18（4）：219-223.

3. 沈姞，李俊霞，王化虹，等. 5- 氨基水杨酸维持治疗溃疡性结肠炎 114 例 . 世界华人消化杂志，2011，19（4）：416-420.

4. 戴丽娟，田雨，王霄英，等 . 多排螺旋 CT 对 IBD 的诊断价值 . 实用放射学杂志，2012，28（12）：1845-1847.

（李俊霞　整理）

炎症性肠病和幽门螺杆菌的关系

　　流行病学调查显示 IBD 在发达国家较多见，近 20 年来发展中国家的 IBD 发病率亦出现大幅上升趋势。IBD 住院率高、手术概率高、并发症多、死亡率高，极大地影响患者的生活质量和预期寿命，并可能导致肠道恶性肿瘤的发生，已成为现代社会严重的健康负担。IBD 亦成为现代胃肠道疾病研究热点之一。IBD 病因尚不明确，目前认为与遗传、免疫、环境等多方面因素相关。近年来，许多研究认为胃肠道微生物与 IBD 发病相关，但具体病原体及相关机制尚不明确。

　　幽门螺杆菌（Helicobacter pylori，*H.pylori*）是一种常

见的革兰阴性微需氧菌，属于螺杆菌属，已与人类共生超过 50 000 年。*H.pylori* 在世界范围内广泛流行，人体一般在幼年即获得感染，主要定植于胃内，若不应用抗生素进行根除，多数可携带终生。自 1982 年 Marshall 和 Warren 首次描述 *H.pylori* 在胃及十二指肠溃疡发病中的作用后，许多研究证实 *H.pylori* 感染与慢性胃炎、消化性溃疡、胃癌及胃黏膜相关组织淋巴瘤等疾病密切相关。近年来已有多个临床研究发现 *H.pylori* 感染与炎症性肠病也存在一定的联系，但各研究的结论并不一致。

H.pylori 对宿主机体的影响不仅与宿主本身相关，其携带的多种毒力因子更具有不可忽视的作用。多个研究证实不同毒力因子影响 *H.pylori* 的致病性。研究认为尿素酶是 *H.pylori* 定植黏膜的必需因子，包括尿素酶 A 亚基（urease subunit A，UreA）和尿素酶 B 亚基（urease subunit B，UreB）两种结构蛋白。另有研究显示携带细胞毒素相关基因 A（cytotoxin associated gene A，CagA）、空泡毒素 A（vacuolatingcytotoxin A，VacA）的 *H.pylori* 更易诱发严重的黏膜炎症反应，对宿主机体的免疫调节可产生更大影响。

11. 幽门螺杆菌感染与炎症性肠病之间的关系

El-Omar 等于 1994 年发表了第一篇 IBD 与 *H.pylori* 的相关性研究，共纳入 IBD 患者 110 例（UC 患者 63 例，CD 患者 47 例），采用 ELISA 法检测其血清中的 *H.pylori* IgG 抗体。研究发现 IBD 患者中 *H.pylori* IgG 抗体阳性率仅有 22%，而对照组为 52%，两者之间相比存在显著性差异（*P* < 0.002）。进一步研究发现，对于正在使用或曾使用过柳氮磺胺吡啶（sulphasalazine，SASP）治疗的 IBD 患者，其 *H.pylori* 的 IgG 抗体阳性率较低，分别为 10% 和 7%，而只接受过奥沙拉秦或 5- 氨基水杨酸的 IBD 患者抗体阳性率则达到 45%，与对照组相近。因此推测 IBD 患者的低 *H.pylori* 感染率与 SASP 相关。但在 El-Omar 等进行的体内和体外试验中，均未发现 SASP 对 *H.pylori* 有根除效果，似与其研究结果相悖。

基于 El-Omar 的试验结论，此后各国研究者进行了多个试验来检测 IBD 和 *H.pylori* 之间的关系，结论并不完全一致，主要包括 IBD 与 *H.pylori* 感染之间为负相关、两者之间无相关性以及 *H.pylori* 为 IBD 致病因素三类结论。

（1）IBD 与 *H.pylori* 感染呈负相关：Parente 等入组了

216 例 IBD 患者（UC 患者 93 例，CD 患者 123 例），同样采取测定 *H.pylori* 血清抗体的方法，发现 IBD 患者血清学阳性率较对照组显著降低，分别为 48% 和 59%，两组相比具有统计学差异（$P < 0.05$）。Matsumura 等选取了 90 例 CD 患者行胃镜检查并取活检，通过组织学诊断 *H.pylori* 感染，CD 患者感染率为 16.7%，对照组感染率为 40.2%，CD 患者感染率显著降低，校正年龄因素后计算 P 值为 0.0001，仍存在显著统计学差异。Zhang 等研究了 208 例 IBD 患者（UC 和 CD 患者各 104 例），受试者接受 ^{13}C UBT 诊断 *H.pylori* 感染，结果显示 IBD 患者 UBT 阳性率显著低于对照组：UC 患者阳性率为 21.2%，CD 患者为 18.3%，对照组为 48.8%，UC 和 CD 组与对照组比较均具有统计学意义（$P < 0.001$）。Bohr 等回顾分析了 43 例 IBD 患者（UC 患者 18 例，CD 患者 25 例）的结肠镜检查，将其活检标本提取 DNA 后应用 PCR 方法扩增，并进行基因测序，发现在 32%CD 患者、28%UC 患者及 61% 对照组的肠黏膜标本检测到 *H.pylori* DNA 序列，对照组 *H.pylori* 阳性率显著高于 IBD 组（$P=0.02$）。以上研究均证实 IBD 与 *H.pylori* 感染呈负相关。

除上述在成年 IBD 患者中对 *H.pylori* 感染进行的检测外，有学者对儿童 IBD 患者与 *H.pylori* 感染之间的相关性也进行了检测。Roka 等回顾分析了 159 例儿童 IBD 患者（UC 患者 34 例，CD 患者 66 例，未定型 IBD 患者 59 例）的胃镜检查结果，将其胃镜活检标本分别进行苏木精伊红染色（hematoxylin and eosin stain，HE 染色）或 Giemsa 染色、尿素酶试验和 *H.pylori* 培养，以细菌培养结果阳性或组织学及尿素酶试验均阳性作为存在 *H.pylori* 感染的标准，结果显示 IBD 患者的 *H.pylori* 感染率为 3.8%，对照组感染率为 13.2%，两者相比具有统计学差异（$P < 0.001$），仍支持 IBD 与 *H.pylori* 感染呈负相关。

（2）IBD 与 *H.pylori* 感染无显著相关性：Parlak 等认为 IBD 与 *H.pylori* 感染之间无相关性，其研究入组 111 例 IBD 患者（UC 患者 66 例，CD 患者 45 例）行胃镜检查并取活检，通过组织学诊断 *H.pylori* 感染，结果显示 UC 患者感染率为 69.7%，CD 患者感染率为 62.2%，对照组为 63.3%，三组相比无统计学差异（$P > 0.05$）。Bell 等对 20 例 IBD 患者（UC 患者 11 例，CD 患者 9 例）进行结肠镜检查，提取结肠活检组织基因组 DNA，并用 PCR 方法扩增，发现扩增产物与 *H.pylori*、海尔曼螺杆菌（Helicobacter heilmannii，*H.heilmannii*）等螺杆菌的特征基因杂交结果均为阴性，并且活检组织经 HE 染色后检查亦未发现螺杆菌属，因此认为 IBD 与 *H.pylori* 感染之间没有显著相关性。

（3）*H.pylori* 感染是 IBD 的致病因素：部分学者认为肠腔内 *H.pylori* 的存在可能是导致 IBD 发病的因素之一。Streutker 等纳入 60 例 IBD 患者（UC 患者 33 例，CD 患者 25 例，非特异性结肠炎患者 2 例）进行结肠镜检查及肠黏膜活检，活检标本提取 DNA 后应用 PCR 方法扩增并进行基因检测，共有 6 例 IBD 患者提取出螺杆菌属 DNA（5 例 UC 患者，1 例 CD 患者），经基因测序对比后发现与 *H.pylori* 极为相似（85% ~ 95%），而对照组肠黏膜标本中均未提取出螺杆菌属 DNA，提示 *H.pylori* 与 IBD 有一定相关性。Oliveira 等入组了 43 例 CD 患者进行肠黏膜活检，磨碎活检组织并植入培养基，置于 37℃ 微需氧环境孵育，结果共有 6 例 CD 患者和 1 例对照组受试者的肠黏膜组织培养出革兰阴性螺杆菌，均为尿素酶强阳性，经基因测序显示与 *H.pylori* 高度相似（99%），数据统计分析提示 *H.pylori* 阳性培养结果与 CD 相关（*P*=0.01），因此 Oliveira 等认为不除外肠腔内 *H.pylori* 导致 IBD 发生的可能。

IBD 与 *H.pylori* 感染的相关性至今尚无定论，但多数研究显示 IBD 患者 *H.pylori* 感染率较对照组减低。Luther 等对此问题进行了荟萃分析，共纳入 1994—2007 年间发表的 23 篇研究，统计结果显示共 27.1% 的 IBD 患者存在

H.pylori 感染的证据，而对照组这一数据为 40.9%，两组相比 *RR* 值为 0.64(95%*CI*:0.54 ~ 0.75)。亚组数据分析显示，与 UC 患者（*RR*:0.75，95%*CI*:0.62 ~ 0.90）相比，CD 患者中（*RR*:0.60，95%*CI*:0.49 ~ 0.72）*H.pylori* 感染率降低的趋势更为明显。因此推测 *H.pylori* 可能对宿主具有保护作用，使其免于罹患 IBD。Jovanovic 和 Tursi 等分别报道共 3 例无 IBD 病史的患者于根除 *H.pylori* 治疗 3 ~ 10 个月后出现腹泻、血便等表现，经影像学或病理诊断为 CD，经美沙拉嗪联合甲硝唑或布地奈德口服后好转。研究者认为根除 *H.pylori* 所致患者免疫失衡是导致 CD 发生的原因，其研究结果也支持 IBD 发生与 *H.pylori* 感染呈负相关。

12. 幽门螺杆菌与 IBD 之间负相关的可能机制

对于 IBD 患者 *H.pylori* 感染率较低的原因，各研究者持不同观点，主要归因于"卫生假说"、药物因素和 *H.pylori* 对宿主免疫系统的调节三方面。"卫生假说"主要基于近年来发展中国家 *H.pylori* 感染率不断下降、IBD 发病率不断攀升的现象，认为居住条件的改善造成 *H.pylori* 感染率下降及 IBD 发病率上升是 IBD 患者 *H.pylori* 感染率较低的原因。此外，IBD 患者治疗中常用的 SASP、5- 氨基水杨酸以及抗生素类药物均被认为可能与 *H.pylori* 感染率较低相关。此外，部分研究者发现 *H.pylori* 对宿主机体 T 淋巴细胞存在直接抑制，可诱导调节 T 细胞的表达，并使机体避免启动 Th1/Th17 免疫应答，这些对于宿主免疫系统的调节亦被许多研究者视为保护宿主免于 IBD 的潜在机制。

（1）卫生假说：“卫生假说”起源于 20 世纪，许多研究者观察到发达国家及发展中国家先后出现了 IBD 发病率上升，恰与当地卫生条件改善趋势一致，故而猜测卫生条件的变化在 IBD 的发生中有一定影响。目前认为幼年期与微生物的接触有助于建立 Th1 和 Treg 之间的免疫平衡，防止对过敏原、微生物及其他抗原刺激产生过度反应。卫生假说认为卫生条件改善导致个体在幼儿期间受到过度保护，对环境中常见微生物接触过少，而后期接触致病感染性病原体（延迟暴露）可能引起机体不恰当的免疫反应，导致异常炎症反应的发生，最终引发 IBD 等疾病。而与 IBD 发病恰恰相反，卫生条件的改善使 *H.pylori* 等病原体的感染率下降，感染性疾病的发病率降低。因此 Song 等研究者认为 IBD 患者 *H.pylori* 感染率低可能有卫生条件改变参与的因素，但仍存在其他方面的原因。

（2）药物因素：Parente 等认为 IBD 患者 *H.pylori* 感染率较低与长期应用 SASP 相关。目前虽未证实 SASP 对 *H.pylori* 具有直接杀菌或抑菌活性，但有学者认为 SASP 可能协同其他抗生素将 *H.pylori* 根除。亦有学者认为其抗炎作用可能导致胃窦部炎症减轻，使局部胃黏膜不再适宜 *H.pylori* 定植，从而降低其感染率。

Piodi 将 IBD 患者 *H.pylori* 感染率偏低归因于应用非柳氮磺胺吡啶的 5- 氨基水杨酸制剂，认为 5- 氨基水杨酸可能通过阻止细菌向胃黏膜黏附，从而降低 *H.pylori* 感染率。

Matsumura 及 Triantafillidi 等认为抗生素是影响 IBD 患者 *H.pylori* 感染率的独立因素，长期应用抗生素导致 *H.pylori* 被根除是 IBD 感染率偏低的原因。而 Pronai 对 IBD 患者和长期应用至少 2 种抗生素的慢性阻塞性肺病 (chronic obstructive pulmonary disease，COPD) 患者的研究显示，IBD 患者的 *H.pylori* 感染率仍显著低于 COPD 组 (12.8% vs. 65.9%，$P < 0.005$)，并且与抗生素应用无关。因此，目前关于药物导致 IBD 患者 *H.pylori* 感染率降低的猜测仍需更多研究加以证实。

（3）免疫调节：迄今为止，多数研究认为 IBD 患者 *H.pylori* 感染率较低，药物使用并非主要因素，而与 *H.pylori* 对宿主机体免疫系统的调节相关。*H.pylori* 通过多种途径逃避免疫监视、抑制机体免疫来保护自身免受清除，主要包括直接抑制 T 淋巴细胞和诱导 Tregs 产生两种途径。

有研究发现 H.pylori VacA 可通过干扰 T 细胞受体 / IL-2 信号通路抑制 T 细胞增殖，下调 IL-2 基因表达。H.pylori 分泌的 γ- 谷氨酰转肽酶可干扰 G1 细胞周期蛋白依赖性激酶（cyclin-dependent kinase）活性，使 T 淋巴细胞滞留在 G1 期。

除直接抑制 T 淋巴细胞外，H.pylori DNA 下调树突细胞释放炎症因子，并使树突细胞重新转化为致耐受性树突细胞，后者可使幼稚 T 细胞转化成 Foxp3+ Tregs，而非效应 T 细胞，并减少炎症因子释放。H.pylori 诱导的 Tregs 可同时抑制自身免疫反应及超敏 T 细胞反应，介导外周免疫耐受。哮喘等过敏性疾病亦被发现与 H.pylori 感染呈负相关，哮喘小鼠模型中给予高纯度 Tregs 可保护其免于哮喘发作，这种免疫抑制发生的机制尚不完全明确，认为可能与抑制性 Treg 细胞因子如 IL-10、TGF-β 等有关。这种 H.pylori 介导的免疫抑制机制可能同样是 IBD 与 H.pylori 感染之间负相关的原因。Higgins 等曾将 H.pylori 感染的小鼠继续进行鼠伤寒沙门菌感染，结果发现两种细菌同时感染减轻了小鼠盲肠炎症程度，研究者认为这与 H.pylori 降低了 Th17 免疫反应的程度，并使肠系膜淋巴结中免疫抑制性细胞因子 IL-10 表达增多有关。其他研究推测 CagA 阳性的 *H.pylori* 感染可能调节宿主 Th1 和 Th2 免疫反应，导致产生更多调节 T 淋巴细胞，但目前缺乏针对 IBD 患者 CagA 阳性 *H.pylori* 菌株感染的研究。这些研究的结果提出了 *H.pylori* 感染与 IBD 负相关的可能机制，仍需更多相关研究加以明确。

关于 IBD 和 *H.pylori* 感染之间的关系近年来得到了广泛的研究，但结果存在争议。这些差异可能和受试人种、研究地区和试验方法相关，亦可能与 *H.pylori* 菌株携带不同的毒力因子相关。何晋德等对中国 UC 患者感染 CagA 阳性 *H.pylori* 与病变范围之间的关系进行了研究，但未发现明显相关。北京大学第一医院也对此问题进行了探讨，对比 IBD 患者 *H.pylori* 血清学阳性率与对照组之间的差异，以及不同毒力因子 CagA、VacA、UreA 和 UreB 在 *H.pylori* 菌株上的表达是否影响 IBD 的疾病情况。研究入组了北京大学第一医院消化内科病房住院治疗的 IBD 患者及同期的健康体检者作为对照组，所有 IBD 患者均依照指南共识根据临床症状、内镜下表现、病理学、影像学综合诊断，排除既往曾明确诊断并行 *H.pylori* 根除治疗的患者。对 IBD 患者的性别、年龄、病程、用药史 [包括疾病治疗药物：柳氮磺胺吡啶（sulphasalazine，SASP）、5- 氨基水杨酸、糖皮质激素、免疫抑制剂和生物制剂；抗生素类药物：头孢类、青霉素类、甲硝唑、喹诺酮类及碳青霉烯类]等信息进行采集，并对患者疾病活动情况进行 Mayo 评分 / CDAI 评分。取受试者静脉血进行 *H.pylori* IgG 抗体检测，对于 *H.pylori* IgG 抗体测定阳性的 IBD 患者，继续检测其血清中毒力因子 CagA、VacA、UreA、UreB 抗体。对 IBD 组与对照组之间的 *H.pylori* 抗体阳性率进行比较，发现 IBD 患者 *H.pylori* 血清学阳性率明显降低，亚组分析显示，CD 患者 *H.pylori* 阳性率降低得更为显著。既往研究显示，IBD 治疗药物 SASP、5- 氨基水杨酸以及抗生素类药物的应用可能是 IBD 患者 *H.pylori* 阳性率偏低的原因。因此研究对患者常用的 IBD 治疗药物及抗生素类药物对 *H.pylori* 血清学阳性率的影响也进行了检验，发现常用的 IBD 治疗药物及抗生素对于 *H.pylori* 血清学阳性率均无明显影响（$P > 0.05$）。进一步探讨 *H.pylori* 感染对 IBD 疾病活动情况的影响，发现 *H.pylori* 感染组较无感染组相比，患者疾病活动比例明显下降。对 IBD 疾病活动情况与 *H.pylori* 感染、年龄、性别、病程四个因素之间的关系进行 Logistics 回归分析，结果显示 *H.pylori* 感染情况与 IBD 疾病活动呈负相关，具有统计学意义。其他因素与 IBD 疾病活动情况之间均无明显相关。研究还对 *H.pylori* 独立因子对 IBD 疾病活动情况的影响进行了分析。对 UC 亚组和 CD 亚组之间各毒力因子阳性率进行比较，显示两组之间各毒力因子阳性率无明显差异。分别对 CagA 阳性组及 CagA 阴性组、VacA 阳性组及 VacA 阴性组、UreA 阳性组及 UreA 阴性组的 UC 患者的 Mayo 评分和 CD 患者的 CDAI 评分进行比较（UreB 阴性患者比例过低，不做统计），发现各组之间的 Mayo 评分或 CDAI 评分均不具有统计学差异。但相对于 VacA 及 UreA 而言，CagA 阴性组患者 Mayo 评分均值较 CagA 阳性组患者升高最为明显；相对于 CagA 及 VacA 而言，UreA 阴性组患者 CDAI 评分均值较 UreA 阳性组患者升高最为明显。

北京大学第一医院研究显示 *H.pylori* 感染与 IBD 呈负相关，并且发现 *H.pylori* 感染组较无感染组相比，患者疾病活动比例明显下降，Logistics 回归分析显示 *H.pylori* 感染与 IBD 疾病活动之间呈负相关，且具有统计学意义。这一现象具体机制目前尚不明确，可能与 *H.pylori* 对宿主的免疫调节有关。Higgins 等曾将 *H.pylori* 感染的小鼠继续进行鼠伤寒沙门菌感染，结果发现两种细菌同时感染减轻了小鼠盲肠炎症程度，研究者认为 *H.pylori* 降低了 Th17 免疫反应的程度，并使肠系膜淋巴结中免疫抑制性细胞因子 IL-10 表达增多有关。Engler 等对 DSS 大鼠进行实验性

H.pylori 感染或使用 *H.pylori* 提取物进行治疗，显示二者均可使 DSS 大鼠临床表现及病理炎症状态减轻。对大鼠进行高分辨内镜检查，发现存在 *H.pylori* 保护的大鼠结肠聚集大量黏液，猜测 *H.pylori* 可能激活 MUC2 基因，从而减轻结肠炎症。以上动物试验均提示 *H.pylori* 可能通过影响宿主免疫系统、促进抑制性细胞因子表达等减轻机体炎症反应，从而减轻 IBD 等慢性炎症疾病的活动水平。目前尚无针对人类 IBD 的类似研究，因此尚不能证实 *H.pylori* 减轻肠道炎症的因果关系及相应机制。此外，对 *H.pylori* 各毒力因子与 IBD 疾病活动度之间进行分析，虽未表现出明确相关性，但表现出一个有趣的现象：与其他毒力因子相比，CagA 阳性组的 UC 患者较 CagA 阴性组 Mayo 评分均值降低的较为明显，而 UreA 阳性组的 CD 患者较 UreA 阴性组 CDAI 评分均值降低的较为明显，但均无统计学意义。这一现象似乎提示 CagA 与 UC 的疾病活动呈负相关，而 UreA 与 CD 的疾病活动呈负相关。一般认为 CagA 阳性的 *H.pylori* 菌株致病力更强，有研究显示 CagA 阳性的 *H.pylori* 菌株对宿主免疫系统影响更大，可诱导机体产生更多 Tregs，抑制炎症反应，因此我们推测 CagA 阳性组 Mayo 评分相对较低可能与此相关。但 CD 患者中却并未表现出类似情况，CD 患者 CagA 阳性组 CDAI 评分较 CagA

阴性组无明显差异，而 UreA 阳性组较 UreA 阴性组 CDAI
评分相对下降较为明显。UreA 和 UreB 均为尿素酶结构蛋
白，在 *H.pylori* 定植过程中至关重要。尿素酶分解尿素产
生氨以调节局部酸碱度，为 *H.pylori* 提供适宜的生存环境；
同时，其结构蛋白 UreA、UreB 具有免疫原性，可诱发机
体的免疫反应。由此推测 UreA 诱发的机体免疫反应可能
对 CD 发病的免疫通路存在交叉影响，使其对 CD 患者疾
病程度造成一定程度的减轻。迄今为止，国内外尚无其他
研究提出类似结果，目前的结果对比尚不足以证实 CagA、
UreA 对 UC 和 CD 的疾病程度确实存在影响，有待进一步
进行研究证实。

13. 螺杆菌属与 IBD 发病关系的其他研究

动物实验发现螺杆菌属与动物结肠炎发生有关，基因
缺陷的小鼠感染胆汁螺杆菌（Helicobacter bilis，*H.bilis*）
或 *H.trogontum* 后出现腹泻、黏膜水肿、肠道组织学改变
等类似人类 IBD 的表现。另有研究发现人类 IBD 与螺杆
菌感染也有一定的相关性。Bohr 等将 IBD 患者和对照组
的肠黏膜活检组织提取 DNA 后进行 PCR 扩增，对扩增结
果进行基因测序并与螺杆菌属 DNA 进行比较，结果发现

3/25 例 CD 患者检测到鸡螺杆菌（Helicobacter pullorum，*H.pullorum*），3/18 例 UC 患者检测到芬纳尔螺杆菌（Helicobacter fennelliae，*H.fennelliae*），1/23 例对照组检测到 *H.pullorum*。IBD 患者螺杆菌 DNA 阳性率与对照组相比虽无统计学差异，但其阳性率较高的趋势与其他试验一致。Man 等采集了儿童 CD 患者、其他疾病患者和健康儿童的粪便进行了类似的试验，结果发现 17/29（59%）例 CD 患者粪便螺杆菌阳性，基因测序结果主要为肠肝螺杆菌，包括 *H.trogontum*、*H.bilis*、犬螺杆菌（Helicobacter canis，*H.canis*）、*Flexispirarappini* 和 *H.pylori*，而健康对照组仅 1/11（9%）阳性（$P=0.01$），其他疾病组患者均为阴性（$P < 0.0001$），因此研究者认为螺杆菌可能在 IBD 的发病中起到一定的作用。

螺杆菌可分泌细胞致死性肿胀毒素，导致细胞骨架异常、细胞周期停止甚至细胞死亡，直接导致肠组织损伤，可能为螺杆菌导致 IBD 发病的机制之一。此外，螺杆菌感染影响肠道内菌群的定植和分布，导致菌群失调，为 IBD 发病提供条件。近年多项动物研究发现 IL-23/Th17 通路和 IL-12/Th1 通路在螺杆菌诱发易感机体 IBD 的发生、发展中起到重要作用。近期发现的 NOD2 突变导致细菌清除能力下降引起 CD 发病，同样支持肠道细菌在 IBD 中的作用。此外，革兰阴性菌表面脂蛋白等成分主要通过细胞表面的

TLR2 和 TLR4 识别后激活 NF-κB 通路，引起炎症因子释放和细胞免疫发生，而研究发现 IBD 患者肠道巨噬细胞 TLR2、TLR4 的表达程度与肠道炎症程度平行，亦支持细菌在 IBD 黏膜炎症的发生、发展中发挥一定的作用。因不适宜直接使用螺杆菌感染人体、观察结肠炎表现，因此难以明确螺杆菌感染与 IBD 的因果关系，并且关于螺杆菌导致 IBD 发病的机制仍需进一步的研究确定。

IBD 发病机制复杂，目前认为 IBD 的发生是环境因素诱发易感个体出现免疫调节失衡的结果。微生物是环境因素中一个重要的部分，被认为与 IBD 的疾病情况之间存在重要关系。*H.pylori* 作为一种广泛流行的微生物，与多种消化系统疾病相关，如经检测存在感染，根据患者是否存在消化性溃疡、胃黏膜相关淋巴组织淋巴瘤、慢性胃炎伴消化不良症状、慢性胃炎伴胃黏膜萎缩糜烂、早期胃肿瘤已行内镜下切除或手术胃次全切除、长期服用质子泵抑制剂、胃癌家族史、计划长期服用非甾体类消炎药（包括低剂量阿司匹林）、不明原因的缺铁性贫血、特发性血小板减少性紫癜、其他 *H.pylori* 相关性疾病（如淋巴细胞性胃炎、增生性胃息肉、Ménétrier 病）情况以及患者个人治疗意愿决定是否进行根除治疗，目前尚无针对 IBD 患者是否需要接受 *H.pylori* 根除治疗的专门讨论。如能证实携带某些特

定毒力因子的 *H.pylori* 可保护宿主免于罹患 IBD，或减轻 IBD 患者的疾病程度，将在 IBD 的防治以及根除 *H.pylori* 的必要性方面引发新的思考。

参考文献

1. Zhang S, Zhong B, Chao K, et al. Role of Helicobacter species in Chinese patients with inflammatory bowel disease. Journal of clinical microbiology, 2011, 49 (5): 1987-1989.

2. Sonnenberg A, Genta RM. Low prevalence of Helicobacter pylori infection among patients with inflammatory bowel disease. Alimentary pharmacology & therapeutics, 2012, 35 (4): 469-476.

3. Ram M, Barzilai O, Shapira Y, et al. Helicobacter pylori serology in autoimmune diseases - fact or fiction? Clinical chemistry and laboratory medicine : CCLM / FESCC, 2013, 51 (5): 1075-1082.

4. Roka K, Roubani A, Stefanaki K, et al.The prevalence of Helicobacter pylori gastritis in newly diagnosed children with inflammatory bowel disease.Helicobacter, 2014, 19 (5): 400-405.

5. Genta RM, Sonnenberg A. Non-Helicobacter pylori gastritis is common among paediatric patients with inflammatory bowel disease. Alimentary pharmacology & therapeutics, 2012, 35 (11): 1310-1316.

6. Luther J, Dave M, Higgins PD, et al. Association between Helicobacter pylori infection and inflammatory bowel disease : a meta-analysis and systematic review of the literature. Inflammatory bowel

diseases, 2010, 16 (6): 1077-1084.

7. Muller A, Oertli M, Arnold IC. H. pylori exploits and manipulates innate and adaptive immune cell signaling pathways to establish persistent infection. Cell communication and signaling : CCS, 2011, 9 (1): 25.

8. Ricci V, Giannouli M, Romano M, et al. Helicobacter pylori gamma-glutamyl transpeptidase and its pathogenic role. World journal of gastroenterology : WJG, 2014, 20 (3): 630-638.

9. Luther J, Owyang SY, Takeuchi T, et al. Helicobacter pylori DNA decreases proinflammatory cytokine production by dendritic cells and attenuates dextran sodium sulphate-induced colitis. Gut, 2011, 60 (11): 1479-1486.

10. Arnold IC, Hitzler I, Muller A. The immunomodulatory properties of Helicobacter pylori confer protection against allergic and chronic inflammatory disorders. Frontiers in cellular and infection microbiology, 2012, 2 : 10.

11. Hitzler I, Oertli M, Becher B, et al. Dendritic cells prevent rather than promote immunity conferred by a helicobacter vaccine using a mycobacterial adjuvant. Gastroenterology, 2011, 141 (1): 186-196.

12. Arnold IC, Lee JY, Amieva MR, et al. Tolerance rather than immunity protects from Helicobacter pylori-induced gastric preneoplasia. Gastroenterology, 2011, 140 (1): 199-209.

13. Arnold IC, Dehzad N, Reuter S, et al. Helicobacter pylori infection prevents allergic asthma in mouse models through the induction of regulatory T cells. The Journal of clinical investigation, 2011, 121 (8):

3088-3093.

14. Higgins PD, Johnson LA, Luther J, et al. Prior Helicobacter pylori infection ameliorates Salmonella typhimurium-induced colitis : mucosal crosstalk between stomach and distal intestine. Inflammatory bowel diseases, 2011, 17 (6)：1398-1408.

15. 中华医学会消化病学分会炎症性肠病学组. 炎症性肠病诊断与治疗的共识意见（2012 年·广州）. 中华内科杂志, 2012, 51 (10)：818-831.

16. Engler DB, Leonardi I, Hartung ML, et al. Helicobacter pylori-specific Protection Against Inflammatory Bowel Disease Requires the NLRP3 Inflammasome and IL-18. Inflammatory bowel diseases, 2015, 21 (4)：854-861.

17. 中华医学会消化病学分会幽门螺杆菌学组, 刘文忠, 谢勇, 等. 第四次全国幽门螺杆菌感染处理共识报告. 中华内科杂志,2012,51(10)：832-837.

（刘冠伊　整理）

炎症性肠病的腹泻特点

炎症性肠病主要包括克罗恩病（CD）和溃疡性结肠炎（UC），已成为慢性腹泻的主要原因之一。炎症性肠病的临床表现纷繁复杂，但腹泻为炎症性肠病的最主要症状，发生率很高，大约90%的UC患者和70%的CD患者存在腹泻。腹泻可以间歇发生或呈慢性持续性。由于腹泻的程度和性状与疾病本身的活动程度密切相关，因此，腹泻常被作为评判炎症性肠病活动程度的标准。充分认识腹泻的发生机制和临床特点，有利于提高疾病的诊治水平。

14. 炎症性肠病腹泻临床表现的特点

由于 CD 和 UC 常见的肠道受累部位不同，其临床表现也有所不同，各具特点。

（1）UC：UC 病变具有弥漫性、连续性、倒灌性特点，炎症为浅表性，均有直肠受累，因此在临床上腹泻十分常见。腹泻症状呈轻重不一、反复发作的特点。大便常有黏液和血液，便血颜色常较鲜红，大便少而次数多，里急后重、排便不尽感较常见，重者可达到大便失禁的程度。患者常有腹痛 - 便意 - 缓解现象，即具有典型的结肠性腹泻的特点。通常，夜间及餐后腹泻表现更加明显。

如果肠道病变广泛，累及全结肠，则末段回肠 20 ~ 30cm 可以受累，当小肠受累时，可出现营养物质和水钠吸收障碍，粪便量可明显增加。

（2）CD：CD 主要累及回肠末段和结肠，回肠末段受累较 UC 多见。由于小肠受累较多见，病变部位的黏膜主要是分泌增加，吸收降低。因此，粪便多呈糊状，一般无血或黏液，腹泻的发生率也不及 UC 多见。粪便量多而次数较少，肉眼血便不多见，伴有脐周或右下腹痛，少有里急后重感等肛门刺激症状。即多数慢性腹泻表现为小肠性腹泻的特点。腹泻、腹痛与体重下降构成 CD 的三联征，多随疾病活动而呈间歇性发作。

如果病变以结肠受累为主，则其表现可与 UC 的特征类似。即当病变累及降结肠、乙状结肠、直肠，可出现黏液血便，伴有里急后重。

如同时伴有肠段狭窄造成梗阻可因胆盐吸收不良和脂肪吸收障碍造成腹泻加重。如有手术切除肠段或肠瘘形成，可因内容物接触时间缩短或吸收面积减少而导致水样腹泻。

（3）未定型结肠炎：有 10% ~ 15% 的炎症性肠病患者临床表现介于 UC 和 CD 之间，故而称为未定型结肠炎（IBD-U），腹泻的表现亦可兼具二者特征。不过其慢性炎症性腹泻表现是不会改变的，临床上可综合肠镜、X 线表现予以判断。

15. 腹泻在炎症性肠病活动性评估中的意义

由于腹泻的程度和性状与肠道炎症的程度和范围密切相关，常被作为 IBD 活动指数（DAI）与严重指数（DSI）的重要指标来判断疾病活动性、严重度与治疗反应。

（1）UC：在 UC 中，腹泻的次数、便血的程度与疾病的活动性和严重度成正比。因此各种临床常用的 Truelove

和 Witts 疾病严重程度分型、改良的 Mayo 评分系统中，均以腹泻的次数和性质作为重要的评价指标。因此，腹泻是 UC 诊断、定位、判断病情活动与严重度的重要标准之一。

在治疗过程中，腹泻亦是临床中重要的观察指标。根据腹泻次数、粪便形状以及伴随症状，可以评价疾病的转归和治疗效果。

（2）CD：同样，腹泻也是 CD 诊断、定位、活动度与严重度评判的重要指标。在 CD 活动指数（CDAI）和其他活动度评分中，腹泻的次数均为重要的判断标准之一。只是，相对于 UC，CD 的病变部位和病程更加多变，表现复杂，无腹泻不代表病情不活动，有时即便没有腹泻，而腹部包块、瘘管、脓肿等改变也可能是疾病活动的重要标志。因而，在临床上应综合指标加以分析。

16. 炎症性肠病中腹泻的发生机制

（1）病理生理学机制：腹泻是炎症性肠病中肠道病理生理过程最主要的临床表现，其发生的机制归结于多方面原因的共同作用。可归纳为炎症刺激导致的炎症渗出增多、肠道分泌增加、肠腔内渗透压增高和肠蠕动增快。

①炎症渗出增多：炎症性肠病的主要发生机制是肠道

的免疫激活。各种免疫性、炎症性介质刺激黏膜，导致黏膜炎症、溃疡引起的渗出性因素，出现渗出性腹泻。

②肠道分泌增加：炎症刺激的过程介导促进肠黏膜的分泌作用，产生分泌性腹泻；常见刺激分泌的因子包括炎症介质如缓激肽、白介素，腔内因子如细菌分泌的外毒素、内毒素等，神经递质如组胺、5-HT、乙酰胆碱等。

③肠腔内渗透压增加：病变肠黏膜通透性改变，也导致血浆蛋白和其他物质进入肠腔，肠腔渗透压增高，液体在腔内积聚，导致渗透性腹泻。同时由于肠黏膜损伤，使吸收表面积减少，营养物质吸收不良。此外，尚由于神经体液因素抑制钠、氯离子吸收，导致大量液体和电解质从肠道丢失，从而导致腔内渗透负荷进一步增加，加重渗透性腹泻。

④肠道蠕动增快：肠道炎症及肠腔内刺激导致肠蠕动收缩增加，肠道传输加速，吸收时间缩短，产生动力性腹泻。

也就是说，如果按照通用的腹泻病理生理机制分类，炎症性肠病引起腹泻的机制并非单一因素造成，而是多种原因造成的渗出性腹泻、分泌性腹泻、渗透性腹泻和动力性腹泻等因素的协同作用结果。

但是也需要注意到，在不同病种、不同病变、不同部位，其病理生理改变的组成也有不同。例如，远端结肠受累为主的 UC，导致腹泻的机制主要是渗出性腹泻，红白细胞渗出至肠腔增多，导致腹泻。因而可以解释 UC 常伴有脓血便。反之，末段回肠受累为主的 CD 中，由于胆盐吸收不良，对结肠黏膜有较强的刺激作用，可增加黏膜通透性，直接作用于紧密连接，增加黏膜前列腺素合成，使得黏膜分泌增加、水钠吸收障碍。如果受累肠段过长，胆酸大量丢失，影响累及肠肝循环，可能使脂肪不能形成乳糜，导致脂肪消化不良。多余的脂肪被结肠细菌迅速分解成为游离脂肪酸，又可进一步刺激肠黏膜分泌增加，甚至导致黏膜形态学改变。故而，CD 中，腹泻是由于分泌过多为主要病生理机制。因而可以解释 CD 较多表现为水样便或糊状便，而脓血便少见。

另外，应注意到一些少见的原因。对于一些小肠切除的炎症性肠病患者，广泛的小肠切除可导致短肠综合征，导致吸收面积不足而使水、电解质和营养物质吸收不良。这一类患者可能同时存在高分泌状态，是由于切除肠段不再提供近端肠道分泌的信号引起的。另外，由于小肠切除，导致肠道内偏酸的环境，不利于胰腺酶活化导致脂肪、碳水化合物消化不良。

（2）夜间腹泻加重的机制：在炎症性肠病的诊治过程中，临床上可以见到一些患者夜间腹泻次数增多。首先，在结肠运动方面，支配结肠的交感和副交感神经属自主神经系统，控制内脏平滑肌的舒缩以及腺体的活动。交感神经的作用是使腹腔内脏血管收缩，同时又抑制胃肠道平滑肌和腺体分泌；相反，副交感神经的作用则兴奋胃肠道平滑肌活动和腺体分泌。结肠受交感神经和副交感神经双重支配，在中枢神经系统的控制、调节下，两类神经相互作用、相互对抗，又经常处于相对协调中。生理情况下，在夜间以副交感神经兴奋为主导，引起结肠运动加快，在正常人体，夜间也是肠道活动的高峰期。而在病理状态下，炎症性肠病患者夜间腹泻次数也相应增加，这与夜间肠道的活动规律密不可分。此外，夜间没有外部环境干扰，患者精力更多集中于排便情况上，引起精神紧张、焦虑也是引起夜间腹泻次数增加的原因之一。

（3）细胞生物学和分子生物学机制：从细胞生物学和分子生物学的角度分析，炎症性肠病肠道的异常炎性介质和神经介质十分复杂。不仅对黏膜上皮细胞直接刺激，还可以通过固有层内的细胞成分发挥间接作用，最终导致肠道吸收减少、分泌增多、肠通透性增加、高肠蠕动增快这一基本的病理生理变化，都有可能会导致腹泻。但确切的分子机制尚未十分明了。

多种研究表明炎症因子在 IBD 的发病及疾病维持中发

挥重要作用。在炎症性肠病患者中，IL-1、IL-6、TNF-α、IL-17 等多种炎症因子均明显升高，且与疾病活动明显相关。而且炎症因子可趋化并激活炎性细胞引起炎症加重，渗出增加。增加炎症渗出刺激肠道运动，引起肠道动力紊乱导致腹泻。在临床上应用 TNF-α 拮抗剂可明显改善炎症，减少排便次数，也印证了炎症因子在 IBD 中的重要作用。

异常的炎症介质导致细胞内的第二信使水平增高，如腺苷、cAMP、钙离子等。这些物质可以直接启动抑制钠、氯离子重吸收的生化级联过程，导致肠道上皮对电解质的吸收减少，丢失大量液体和电解质。这一过程不仅发生在肠道炎症部位，也发生在其周围的炎症并不显著的区域。

同时，这些各种抑制肠道吸收功能的因子又常可以刺激肠道黏膜的分泌增加。花生四烯酸代谢产物是炎症性肠病的主要炎症介质，由各种炎症细胞产生，一旦肠黏膜受刺激而启动炎症级联反应，可刺激肠黏膜分泌增加。腺苷激活环化酶生成 cAMP，影响细胞内外的钙离子浓度，来刺激阴离子分泌，改变离子转运，导致肠道分泌大量增加。

在炎症性肠病患者中，研究发现肠黏膜细胞的紧密连接受到来自于炎症细胞如中性粒细胞的损伤，导致肠道黏膜通透性增加。此外，炎症时细胞膜钠 - 钾 -ATP 酶活性降低亦促成细胞的液体流失和分泌，这些因素的共同作用引起分泌增加、吸收受抑制。

炎症介质刺激肠神经元释放各种介质如乙酰胆碱，激活平滑肌细胞，加强肠道收缩，是肠动力紊乱的重要机制。

17. 炎症性肠病中加重腹泻的其他因素

有时，临床上经常会遇到已经经过治疗处于缓解期的患者出现复发，或者原本有效的治疗手段失效。此时，应该注意鉴别是炎症性肠病的活动，还是有疾病本身以外的加重症状的原因。

（1）病原体感染因素：在炎症性肠病的治疗中，激素和免疫抑制剂扮演着重要角色，但这些治疗均可以抑制人体正常的免疫系统功能。再者，消化道本身便是人体细菌等微生物密集生长的器官，在 CD 中，可由于肠瘘、肠梗阻等因素，造成粪便停滞，厌氧菌、志贺菌、空肠弯曲菌、沙门菌、耶尔森菌、阿米巴等微生物滋生，导致腹泻加重，这在临床上有时很难与炎症性肠病活动本身区分。病毒的感染也十分常见，尤其应注意巨细胞病毒、EB 病毒等感染。难辨梭状芽孢杆菌以及真菌感染是抗生素相关性结肠炎的主要病因，也是常见的加重炎症性肠病的感染因素。

（2）药物因素：药源性因素引起的腹泻常被忽略，抗生素如红霉素、氨苄西林、头孢菌素可引起肠道痉挛造成非特异的腹痛和腹泻。含镁的抗酸剂可引起渗透性腹泻。肠道营养中乳糖、脂肪含量过高可致渗透性腹泻。肠外营养引起绒毛萎缩、双糖酶活性降低形成肠道高渗亦可致腹泻。炎症性肠病的患者可能时常存在发热，但使用非甾体消炎药应十分谨慎，因其可能加重炎症性肠病的活动性，继而加重腹泻和全身症状。

（3）微血栓：在报道中称，肠壁小血管微血栓导致的肠道微损伤是 CD 的病理特点。活动期 UC 患者的凝血和纤溶系统被激活，血小板计数、纤维蛋白原及 D- 二聚体明显增高，血小板平均体积和凝血酶原时间明显降低。微血栓形成是炎症性肠病的病理生理过程中的重要一环，与疾病活动性相关，对评估炎症活动性有指导作用。同时微血栓的大量形成，也导致炎症性肠病的病情活动加重。因此，需注意到，肠道微血栓形成也是导致腹泻加重的危险因素之一。

（4）肠道菌群失调：肠道是体内正常细菌定植的主要场所，人体的肠道菌群具有数量大、多样化、复杂性和动态性的特点。主要菌群在 $(10^7 \sim 10^8)$ /g 以上，主要为原籍菌或常驻菌，包括拟杆菌属、优杆菌属、双歧杆菌属等，对宿主发挥生理功能。次要菌群数量在 $(10^7 \sim 10^8)$/g 以下，主要为外籍菌或过路菌，包括肠球菌、大肠杆菌和链球菌等，可能有潜在致病性。乳杆菌虽为次要菌群，但对宿主发挥正常生理功能有一定作用。

在炎症性肠病中，肠道菌群发生了明显变化，乳杆菌、双歧杆菌减少，放线菌、变形菌、拟杆菌、肠球菌、黏附侵袭性大肠杆菌等攻击性细菌增加，菌群多样性减少，稳定性降低。而且不单单是细菌，真菌的种类、类别及数量也存在明显变化，这些微生物群体的改变对炎症性肠病的腹泻产生了重要影响。

已有的研究观察到，大便本身即可诱发炎症性肠病患者结肠炎的加重，而术后旷置的肠道的炎症可出现明显减轻。在正常人体中黏膜炎症反应处于可控的范围内，当肠腔内菌群发生严重紊乱后，肠道异常细菌的产物会刺激肠道，肠黏膜屏障功能减退，肠上皮通透性增高，引起炎症渗出。异常的菌群刺激激活黏膜免疫系统和神经信号转导，加重炎症性肠病的活动。黏膜炎症持续刺激肠道引起肠道运动功能及肠黏膜吸收功能异常，导致腹泻等症状加重。

18. 炎症性肠病腹泻症状的鉴别诊断

炎症性肠病腹泻与其他疾病引起腹泻存在相同点，需与其他感染性及非感染性疾病相鉴别。

（1）感染性腹泻：如前所提到，感染性结肠炎是我国炎症性肠病的鉴别难点。活动期炎症性肠病和感染性结肠炎的临床表现如腹泻、腹痛等有共同之处，故难以鉴别。在国内将 UC 所致腹泻误诊为感染性结肠炎者占 21.6%。这就需要结合病史、临床症状、内镜表现、病理及其他实验室检查结果综合判断才能将两者鉴别。

①活动期 UC 与感染性结肠炎的鉴别

病史和临床特点：两者均可表现为黏液血便、腹泻，UC 多在 20 ～ 40 岁时发病，病程多超过 6 周，具有复发倾向。症状的严重程度与结肠受累范围和炎症程度有关，可伴有不同程度的全身症状、关节、皮肤、眼、口、肝胆等肠外表现。急性感染性结肠炎常有流行病学史，如不洁饮食、疫区居住史、出国旅行或长期应用抗生素等。可发生在各年龄组，病程一般不超过 4 周。症状多在 1 ～ 2 周内消散，其病因主要为志贺菌、沙门菌、大肠杆菌、结核杆菌、难辨梭状芽孢杆菌、空肠弯曲菌、巨细胞病毒、血吸虫、隐孢子原虫或溶组织内阿米巴感染等。经抗生素治疗后少有复发，但慢性感染者可迁延不愈持续数月甚至数年，除慢性血吸虫和溶组织内阿米巴感染所致的肝脏大或肝脓肿外感染性结肠炎肠外表现较为少见。

结肠镜检查：UC 病变多从直肠开始呈连续性分布。感染性结肠炎病变分布不均匀，溃疡大小不一，形态多变，溃疡间的黏膜可能正常或呈发炎的颗粒状。特异性的表现有助于感染性结肠炎的诊断，如阿米巴结肠炎早期可见隆起性、灰黄色、帽针头大小的点状坏死或浅溃疡，晚期可见烧瓶状溃疡，血吸虫肠病患者可见血吸虫结节，伪膜性肠炎时肠黏膜表面覆有黄白或黄绿色伪膜等。

组织病理学检查：黏膜活检进行组织病理学检查是鉴别诊断感染性结肠炎和 UC 的可靠手段。在感染性结肠炎急性期，黏膜隐窝多数正常，固有膜和隐窝上皮以中性粒细胞浸润为主，在感染性结肠炎恢复期，常见嗜中性粒细胞浸润的隐窝炎，固有膜内大量浆细胞和上皮内淋巴细胞浸润，可伴有隐窝结构破坏。这就与 UC 很难鉴别，但组织活检示病原体阳性有助于感染性结肠炎的确诊，如发现阿米巴滋养体或包囊、血吸虫卵等。

粪便微生物检查：连续 3 次以上采用显微镜检查新鲜粪便或留取粪便进行微生物培养对于感染病原体的诊断非常重要，如粪便中发现阿米巴滋养体和包囊可确诊阿米巴感染；发现血吸虫卵或尾蚴可确诊血吸虫病肠炎；粪便培养志贺菌属阳性可确诊细菌性痢疾等。通过聚合酶链反应（PCR）等基因诊断技术来检测粪便培养物或活检组织中微生物的 DNA 可对致病微生物做出快速检测。但当 UC 并发感染时也可在其粪便中检测到病原体,应抗感染治疗后观察疗效并随访予以鉴别。

血清学诊断:p-ANCA 对 UC 的诊断有较高的特异性,而研究显示单纯阿米巴结肠炎患者 p-ANCA 阳性率仅为 14.2%,其他感染性结肠炎患者 p-ANCA 均为阴性。在阿米巴结肠炎患者血清中检出阿米巴抗体的阳性率可高达 80% ～ 90%。酶联免疫吸附测定(ELISA)目前仍为血吸虫病诊断的首选试验。

在鉴别诊断困难时,除连续多次进行粪便检测(每周 3 次以上)、粪培养行 ELISA 或 PCR、多点活检(尤其是凹陷部位)外,还可使用抗生素进行试验性治疗,不但可鉴别 UC 与感染性结肠炎还可改变重症感染患者的预后。

② CD 与肠结核的鉴别:CD 与肠结核在临床表现和内镜检查等方面非常相似,需进行认真鉴别。

临床特征:CD 的腹泻症状相对较肠结核多见。CD 累及直肠时可有直肠出血而肠结核极少见。肠结核较 CD 更易有全身中毒症状如发热、盗汗等。CD 可有肛周病变。肠结核患者常有肠外结核感染病史。病变部位方面,CD 可发生于消化道任何部位,常有多个部位同时受累。而肠结核主要好发于回盲部,病变受累少于 4 个节段。

内镜下，典型 CD 表现为纵形溃疡、铺路石样改变，有较多的瘢痕和假息肉形成。而肠结核多表现为环形的溃疡。

病理上，CD 主要为非干酪性肉芽肿，淋巴细胞聚集多变。而干酪性肉芽肿为肠结核的主要特征。

（2）非感染性腹泻：此外仍有非感染性疾病表现为腹泻等，需与炎症性肠病进行鉴别。

①缺血性结肠炎：缺血性结肠炎是由于结肠供血不足或回流受阻引起结肠壁缺氧损伤所致，表现为腹痛、血便等。好发于老年人，多伴高血压、动脉硬化等病史，突然起病，病程短，腹痛突出，有时程度剧烈，鲜血便，病情变化快；可有左下腹或全腹压痛，有时左髂窝可触及"肿块"。肛指检查指套带有血迹。内镜检查好发部位在结肠脾曲附近，很少累及直肠，短暂缺血时可见肠黏膜充血、水肿、节段性红斑、纵形溃疡和褐色黏膜坏死结节形成。当肠壁严重缺血坏死时，黏膜可呈灰白色或黑色，全层黏膜增厚、管腔狭窄。肠壁有假膜、假息肉或假瘤形成。组织病理学检查见小血管内血栓形成，巨噬细胞内含铁血黄素沉着和炎性肉芽肿形成，CT 造影见动脉闭塞现象、侧枝血管形成及结肠供血减少等均支持缺血性结肠炎的诊断。

②放射性结肠炎：放射性结肠炎患者有放疗史。在照

射过程中或照射后发病。表现为腹痛、腹泻、黏液血便。晚期放射性结肠炎，尤其是最初症状不严重直到放疗结束后数年才就诊者易被误诊为 UC。慢性放射性结肠炎多有自限性，但持续时间往往差异很大，从 3 个月到 30 年，内镜检查示放射性结肠炎受累肠道受照射区域的影响可从回肠至直肠、乙状结肠，多见肠瘘和肠腔狭窄，肠壁可见溃疡形成，表面附有灰白色苔样坏死物等。组织学检查可见病变累及肠壁全层、黏膜上皮异常增殖、血管内膜下出现多量泡沫细胞等。

③显微镜下结肠炎：显微镜下结肠炎是一组以慢性腹泻为主要表现。而肠镜和钡剂灌肠检查正常或无特异性改变，只有结肠组织活检才能诊断的疾病。一般包括胶原性结肠炎和淋巴细胞性结肠炎两种，约占慢性腹泻的 10%。典型病例主要表现为难治的慢性水样腹泻，呈间歇性或连续性。内镜下结直肠黏膜可在正常范围内，而在活检组织学检查中，胶原性结肠炎可见肠黏膜上皮下有一条增厚的无细胞纤维带，电子显微镜可证实由胶原纤维组成。淋巴细胞性结肠炎可见上皮下淋巴细胞数目增多以及固有层淋巴细胞、浆细胞、嗜酸性粒细胞浸润。

19. 炎症性肠病腹泻的治疗中需要注意的问题

炎症性肠病腹泻的治疗是炎症性肠病治疗的重要内容，实际上涉及炎症性肠病本身治疗的各项具体措施。要取得良好的疗效，应根据以上介绍的炎症性肠病不同类型、不同的病变受累部位导致腹泻的不同机制对其主要病理生理改变进行分析，注意其对患者全身情况的影响，给予合适的综合治疗，以利于控制炎症性肠病发作，维持缓解，改善腹泻症状，提高患者生活质量。

（1）一般治疗：炎症性肠病腹泻症状时常影响患者的进食和休息，但是良好的营养和饮食，充足的休息，又是炎症性肠病患者疾病恢复的基础，在应用激素及免疫抑制剂等治疗过程中，良好的营养和休息也能改善患者的一般状况，减少治疗过程中继发感染等并发症。因此，应强调患者的营养、饮食和休息，作为炎症性肠病治疗的基础。

饮食方面，对于疾病活动期的炎症性肠病患者，腹泻次数较多时，予以流质饮食，病情好转后改为高营养的少渣饮食，可减少食物残渣对肠道刺激，减少肠道蠕动，减少粪质形成及排便次数。选择食物时尽量避免有刺激性的食物，发病与牛乳过敏或不耐受有关的患者应限制乳品摄入。

但是，与此同时，不应忽视各种维生素及矿物质的补充。

良好的营养支持可以诱导和维持炎症性肠病缓解，促进黏膜愈合，改善自然病程，在改善炎症性肠病患者的腹泻中发挥重要作用。有研究认为，在儿童和青少年活动期CD诱导缓解首选肠内营养，且缓解率与激素无明显差异。因此在炎症性肠病患者腹泻的治疗中营养支持治疗发挥着重要的作用，尤其是肠内营养，包括全肠内营养及部分肠内营养。

对于病情严重者，应禁食，给予充足的全胃肠外营养。应尽早入院进行全方位的支持治疗，及时纠正水、电解质平衡紊乱，贫血者应输血，低蛋白血症者应输注血浆或人血清白蛋白。

上述提到，炎症性肠病的腹泻通常以夜间更为突出，这时常影响患者的睡眠质量，造成患者不能正常休息，在临床上是困扰医生及患者的重要问题。对于症状严重者，夜间应用镇静药物不仅可以改善肠道收缩运动，同时缓解患者紧张的情绪，对减少夜间腹泻次数有也一定作用。

关于腹泻的对症治疗应该注意，尽管炎症性肠病的腹泻症状突出，但应避免应用加重的止泻药物如阿片受体制剂、肾上腺能制剂等，还应慎用解痉剂如抗胆碱药物等，因为这些药物存在诱发中毒性巨结肠的风险。生长抑素、钙通道阻滞剂用于 IBD 腹泻的治疗缺乏系统评价资料，不宜随意使用。

（2）药物治疗：药物治疗是炎症性肠病的主要治疗方法，目的在于尽早控制黏膜炎症、维持缓解、预防复发及防治并发症。因此，药物治疗也是控制腹泻的关键。随着类固醇激素的抗炎和抑制免疫作用，可控制黏膜炎症状态，抑制炎症渗出，同时在全肠道可促进水钠吸收，因此可改善腹泻症状。炎症刺激解除后，肠蠕动减缓，腹泻症状也可随之减轻。药物治疗方案取决于疾病的范围、疾病的活动性与严重度、全身情况及有否并发症。病情较轻者，选用局部和（或）口服氨基水杨酸类药物；病情重者可静脉途径给予口服皮质类固醇或直接开始生物制剂的治疗。近年来生物制剂由于其突出的疗效和相对少的不良反应，成为炎症性肠病尤其是 CD 药物治疗的新热点。当症状得到控制后再过渡到氨基水杨酸类或免疫抑制剂的维持治疗。

UC 腹泻及便血的程度、粪便的特征直接反映疾病的分级、活动程度以及范围。因此应据此选择适当的免疫抑制治疗药物，并选择适当的给药途径，以达到控制发作、维持缓解的目的。

CD 的腹泻特征也与疾病的活动程度、分期和病变部位、范围关系密切。应仔细分析其特点，注意有无肠瘘、胆汁吸收不良，甚至是短肠综合征，及时采取相应对策。

炎症性肠病时常有直肠受累，以 UC 更为突出，这会直接导致患者存在里急后重、排便不净感，导致排便次数增多，影响患者休息和正常生活，这对患者的治疗是极为不利的。UC 均有直肠受累，对于这种直肠刺激症状，局部用药适用于轻症患者，也同样可作为中、重症患者的全身用药的辅助治疗措施，改善患者症状。灌肠液可每晚使用，根据耐受情况逐渐加量。对于住院患者，可给予灌肠治疗。通过将灌肠液注入输液瓶，连接输液器，另一端接上导尿管插入肛门，此法可通过调节灌注液速度，增强患者的适应性，延长局部停留时间，提高疗效。使用中注意用量充足、体位适当，可保证药物有足够的覆盖面。灌肠液温度要适宜，避免灌肠后保留时间过短。

（3）抗感染治疗：由于炎症性肠病并非肠道感染性炎症，因此，对于一般的炎症性肠病病例的腹泻，抗生素应用没有指征。但是，前述提到，感染可以诱发炎症性肠病活动或复发，对于一些重症患者，在治疗过程中长期或大剂量应用免疫抑制，继发感染可能是其腹泻迁延不愈或好转后再次加重的重要原因。因此，中、重度炎症性肠病病例的治疗，可以短程抗生素治疗消除肠道感染。重症合并感染的炎症性肠病患者需要积极的广谱抗生素抗菌治疗。

可选择喹诺酮类，重症患者可能需要应用碳青霉烯类的抗感染治疗。甲硝唑对厌氧菌感染有效，临床一般以甲硝唑和其他广谱抗生素短期联合使用，增强其疗效。

CD 中一个重要的并发症是肛瘘，抗感染治疗是肛瘘治疗的重要组成部分。CD 肛瘘短期的治疗目标是引流和缓解症状，长期的治疗目标是解决瘘管的分泌物、改善生活质量、瘘管愈合、保护肛门功能和避免直肠切除及造口。抗生素（甲硝唑和喹诺酮类）有助于改善瘘管的症状，促进瘘管的愈合。但对于长期治疗，抗生素仅能作为辅助治疗。

（4）抗病毒治疗：炎症性肠病患者中合并巨细胞病毒感染发病率高，可能与炎症性肠病患者应用免疫抑制剂导致潜伏在体内的巨细胞病毒活动引起。巨细胞病毒感染合并炎症性肠病会引起症状加重，尤其多个研究表明巨细胞病毒感染与难治性 UC 相关，且巨细胞病毒感染会使病程复杂，出现激素抵抗。因此临床上在应用激素、免疫抑制剂及生物制剂前应用更昔洛韦、膦甲酸钠抗病毒治疗可能对改善症状有一定的作用。

（5）真菌治疗：之前曾提及在炎症性肠病中，微生态环境会发生改变，其中包括真菌菌群种类、数量等的改变，而且在应用免疫抑制剂和生物制剂等药物治疗过程中肠道真菌的分布会受到影响。IBD 患者肠黏膜受到损伤，增加了机会致病性真菌感染的概率，因此补充益生真菌对腹泻的治疗有一定作用。其中布拉酵母菌被认为是目前唯一对人体有益的肠道真菌。有研究报道，布拉酵母菌可以抑制病原微生物在肠道中的定植、中和致病菌分泌的毒力因子、刺激机体免疫细胞分泌抗炎因子（如 IL-10 等）和抑制促炎因子（如 TNF-α、IL-1β、IFN-γ 等）的产生。但尚无明确证据证明伏立康唑等抗真菌药物在治疗 IBD 中发挥作用。

益生菌的治疗对腹泻有重要意义。益生菌是在肠道增殖并能发挥积极健康影响的微生物，如增加机体中抗体滴度、增强巨噬细胞活性、提高杀伤性 T 细胞的数量，以及增加干扰素水平、增强机体免疫功能。益生菌代谢后还能降低肠道中的 pH，促进钙、铁、维生素 D 的吸收，并参与体内多种维生素的合成和吸收，从而实现微生态保护和免疫增强效应。对治疗炎症性肠病腹泻也有重要意义，因此肠道菌群紊乱是导致炎症性肠病腹泻的重要原因之一。

总之，腹泻是炎症性肠病最常见的特征性的临床表现，与病情活动和治疗效果的评估密切相关。在临床诊治过程中，应注意腹泻的特点在疾病诊断、评估、疗效和并发症中扮演的重要角色，分析腹泻的发生原因，是合理治疗的前提和关键。

参考文献

1. 陈灏珠，林果为，王吉耀. 实用内科学. 北京：人民卫生出版社，2013.

2. 李悠然（译），谷云飞，练磊（审校）. 世界胃肠病组织克罗恩病肛瘘专家共识. 中华胃肠外科杂志，2015，7：726-729.

3. 邱新运，刘玉兰. 真菌与炎症性肠病关系研究进展. 中华消化杂志，2014，34（4）：280-282.

4. 赵杰，朱维铭. 益生菌、益生元、合生元与炎症性肠病. 肠外与肠内营养，2014，21（4）：251-253.

5. 谭蓓，钱家鸣. 炎症性肠病与肠道菌群. 中华内科杂志，2015，54（5）：399-402.

6. 中华医学会消化病学分会炎症性肠病学组. 炎症性肠病营养支持治疗专家共识. 中华内科杂志，2013，52（12）：1082-1087.

7. 中华医学会消化病学分会炎症性肠病学组. 中国炎症性肠病诊断与治疗规范的共识意见. 中华内科杂志，2012，32（12）：796-798.

8. Aleksandar D, Kostic Ramnik J, Xavier Dirk Gevers. The Microbiome in Inflammatory Bowel Disease：Current Status and the Future Ahead.Gastroenterology, 2014, 146（6）：1489-1499.

9. Host-Jostins L, Ripke S, Weersma RK, et al.microbe interactions have shaped the genetic architecture of inflammatory bowel disease.Nature, 2012, 491（7422）：119-124.

10. Singh UP, Singh NP, Murphy EA, et al.Chemokine and cytokine levels in inflammatory bowel disease patients.Cytokine, 2016, 77：44-49.

11. Rana SV, Sharma S, Kaur J, et al.Relationship of cytokines, oxidative stress and GI motility with bacterial overgrowth in ulcerative colitis patients.J Crohns Colitis, 2014, 8 (8): 859-865.

（白歌　高雅宁　整理）

炎症性肠病的皮肤表现

IBD 的临床表现以肠道表现为主，但不论是 UC 还是 CD 都可以累及其他器官，例如皮肤、眼、关节、肝脏、胆道、肾脏、肺脏、循环系统等。有文献统计，近 1/3 的 IBD 患者可能出现至少一种肠外表现（extra intestinal manifestations，EIMs），其出现比例因人口数量、种族差异及肠外表现诊断标准不同而波动在 5% ~ 50%，CD 患者比 UC 患者更容易合并 EIMs。普遍认为，我国的 EIMs 出现比例较国外报道低。

皮肤表现是 IBD 最常见肠外表现之一。西方国家 20% ~ 70% 的 CD 患者及 5% ~ 10% 的 UC 患者存在皮肤表现，并随疾病病程的延长其比例增加。目前广泛认为

IBD 皮肤表现可以分为 4 类：IBD 特异性皮肤表现、IBD 反应性皮肤表现、IBD 相关皮肤表现以及 IBD 继发性皮肤表现。特异性皮肤表现的累及部位多与消化道相连，包括口周、肛周的病变，其皮肤病理与 IBD 有相同的表现。反应性皮肤表现与 IBD 有类似的病理生理机制，常见坏疽性脓皮病及 Sweet's 综合征，这两种被认为是经典的嗜中性皮肤病。IBD 相关皮肤表现虽与 IBD 无明确的病理生理关联，但有自身独特的表现，并被认为与慢性炎症状态相关，包括最常见的结节性红斑及银屑病等。继发性皮肤表现以营养素缺乏或药物诱发引起，皮损的形态多种多样。

　　IBD 出现皮肤表现的机制尚未清楚，遗传、免疫反应、炎症状态、营养状态等都可能参与皮肤表现的产生。目前广泛认为 T 细胞在维持肠道黏膜稳态中起到了重要的作用，IBD 患者中固有免疫细胞产生大量 TNF-α、IL-1β、IL-6、IL-12、IL-23 及趋化因子，增加了 CD4+T 细胞数量，产生了更多的细胞因子及趋化因子，形成炎症循环。因此 Adams 和 Eksteen 等人认为 IBD 的肝脏损伤是肠道黏膜 T 淋巴细胞异常游走至肝脏，攻击肝细胞所致，而皮肤损害，也能由类似的机制解释。一些研究证实了部分 IBD 皮肤表现的免疫通路，包括 Th1、Th2 及 Th17 细胞的传递通路，Th17 细胞在炎症、自身免疫性疾病，如 IBD、银屑病、硬皮病、系统性红斑狼疮、白塞病等中均有描述。在全基因组关联分析中发现，GPBAR1、TIMP3、IL8RA 等基因可能与坏疽性脓皮病及 IBD 相关，单核苷酸多态性 rs6828740 在结节性红斑与 IBD 中相关。因此 IBD 皮肤表现的发病机制可能与遗传、T 细胞免疫等均有关。

20. IBD 特异性皮肤表现

特异性皮肤表现主要表现为非干酪样肉芽肿伴多核巨细胞、淋巴细胞、浆细胞或嗜酸性粒细胞等浸润真皮层，同肠道病理表现一致。这类皮肤表现仅见于 CD 患者，可分为连续性皮损及皮肤异位性 CD。

连续性皮损主要分布在消化道连续的部位，例如肛周、口腔、唇周等，以肛周瘘管、肛周脓肿最常见，还包括肛裂、水肿型皮赘、肛周狭窄等。肛裂的创面呈侵蚀样边缘，深凿并且不规则，痛感不明显，进一步发展可产生肛周瘘管。而肛周脓肿为直肠穿凿性溃疡浸润或隐窝炎扩展至肛周间隙导致，患者往往需要抗生素及免疫抑制剂，甚至外科手术治疗。皮赘常由于继发性淋巴管堵塞导致。除此以外，CD 患者很少会出现痔疮，对于 CD 合并痔疮的患者，应谨慎处理痔疮，因为其出现肛周狭窄或伤口不愈合的风险高。口咽部 CD 被认为是肠病的延伸，主要表现为口角炎、口唇溃疡、齿龈或黏膜鹅卵石样结节及下唇皲裂，伴有疼痛并影响进食，口咽部表现可针对局部进行治疗。皮肤异位性 CD 表现为远离消化道任意部位的肉芽肿样皮损，这类病变主要分布在下肢或易摩擦部位，面部及外阴很少累及。其表现多样，可以为皮下结节、红色斑片或溃疡等，与蜂窝织炎、丹毒或化脓性汗腺炎等不易区分，需要依靠病理诊断。

21.IBD 反应性皮肤表现

反应性皮肤表现的组织病理表现与肠道不同，以此区分特异性皮肤表现，但这类皮损与 IBD 有密切的病理生理关联，尤其是在黏膜固有免疫方面，因其皮肤组织有中性粒细胞浸润，亦被叫作"嗜中性皮肤病"。反应性皮肤表现在 UC 及 CD 患者中均可见到。主要包括：坏疽性脓皮病（pyoderma gangrenosum，PG）、增殖性化脓性口炎（pyostomatitisvegetans，PV）、Sweet's 综合征（Sweet's syndrome，SS）、肠道相关皮病关节炎综合征（bowel-associated dermatosis-arthritis syndrome，BADAS）、口腔阿弗他溃疡、无菌性脓肿等。

（1）坏疽性脓皮病：坏疽性脓皮病在 IBD 患者皮肤表现的出现比例占 IBD 皮肤表现的 1% ~ 3%。坏疽性脓皮病表现为坏死样溃疡伴脓性分泌物，溃疡边缘浸润性发展，分泌物培养为阴性。坏疽性脓皮病临床表现多样，病变严重程度不一，但典型皮肤表现为早期产生无菌性丘疹、水疱、血疱、脓疱及结节，相互融合形成浸润性的紫红色斑块，短期内出现中心坏死，形成大小不等的痛性溃疡，并逐渐扩大形成外周及基底部浸润，伴有坏死。溃疡形状不规则，上方附有脓液及结痂，伴有弧形或不规则形、淡紫色的、呈潜行性破坏的溃疡边缘。随病情进展，溃疡可进一步发展或自行愈合，形成萎缩瘢痕伴有筛状色素沉着。坏疽性脓皮病在早期和进展期疼痛和触痛十分明显，与皮损的面积不成正比，有时疼痛可为皮损的先兆，预示病情加重，随着病变的好转，疼痛可逐步减轻。坏疽性脓皮病主要分布在下肢伸侧，但全身均可出现，上肢、面部、颈部、阴囊、颊黏膜、舌、外耳道等部位均可受累。按照皮损的形态，典型的坏疽性脓皮病为溃疡型坏疽性脓皮病，除此之外还包括：大疱型坏疽性脓皮病、脓疱型坏疽性脓皮病、增殖型坏疽性脓皮病。IBD 患者常见于脓疱型坏疽性脓皮病，亦可见到溃疡型坏疽性脓皮病。皮损与肠道疾病的严重程度部分相关，当治疗基础病后皮损常能得到改善。

坏疽性脓皮病的皮损组织病理学改变非特异，典型病理表现为中央表皮和真皮的坏死和溃疡，溃疡边缘可见真皮全层乃至皮下组织中弥漫的、以中性粒细胞为主的浸润，其外周为慢性炎症或肉芽肿改变，偶可见真皮内血管坏死。

坏疽性脓皮病在 IBD 皮肤表现中往往比较严重，甚至可能超过肠道对患者的影响。目前坏疽性脓皮病的严重程度与 IBD 活动度之间的关系尚有争议，坏疽性脓皮病常出现在 IBD 肠道表现之后，在肠道病变加重时出现，但亦有报道坏疽性脓皮病出现在 UC 确诊之前。

（2）增殖性化脓性口炎：增殖性化脓性口炎是一种较少见的口腔黏膜疾病，病理以嗜酸性粒细胞浸润为主的口腔黏膜病变，但其与复发性阿弗他溃疡、白塞病、增殖型天疱疮等口腔黏膜病难以鉴别，明确诊断较困难。增殖性化脓性口炎被认为与 IBD 的活动度呈平行关系，但目前病因仍不清楚，可能与锌缺乏、异常免疫状态及心理因素有关。增殖性化脓性口炎主要表现为多发性黄白色易碎脓疱，脓疱增殖、融合、破溃形成表浅"蜗牛轨迹"样溃疡，累及唇侧附着龈、唇颊黏膜、软硬腭黏膜和扁桃体。病理学上，增殖性化脓性口炎病变早期主要为上皮内或上皮下大量嗜酸性粒细胞和中性粒细胞浸润，形成微脓肿，微脓肿破裂形成溃疡。病变后期可见真皮大量中性粒细胞、嗜酸性粒细胞、淋巴细胞和成纤维细胞浸润，直接免疫荧光和间接免疫荧光检测均为阴性。目前增殖性化脓性口腔炎的治疗效果取决于肠道疾病的控制，一般肠道病变控制良好者多数口腔病变可痊愈。

（3）Sweet's 综合征：Sweet's 综合征以急性发热性嗜中性皮病为主要表现，可分为 3 种类型，即经典型（特发型）、合并肿瘤型（副肿瘤型）和药源型。经典型 Sweet's 综合征占全部的 70%，可合并感染、炎症、妊娠等疾病。副肿瘤型 Sweet's 综合征约占 21%，超过 80% 的患者合并血液系统肿瘤，亦可见于实体肿瘤。COX-2 抑制剂、喹诺酮类药物、反转录酶抑制剂、米托蒽醌、口服避孕药等多种药物均可诱发药物引起的 Sweet's 综合征。

Sweet's 综合征典型的皮损表现为红色或紫红色丘疹或结节，融合形成边界清楚的不规则斑块。真皮浅层水肿呈透明水疱样，但触之为实性，称为假性水疱。随病情进展，皮损可呈现中心正常、外周红斑的靶样表现，类似多形红斑。病理表现为真皮浅层密集的中性粒细胞浸润，为弥漫性浸润或血管周围浸润。在深在结节性皮损中，中性粒细胞浸润可达皮下组织。真皮乳头水肿、内皮细胞肿胀伴小血管轻度扩张。皮损可单发或多发，分布不对称，好发于上肢、面部和颈部，部分与肿瘤相关的患者皮损播散性分布。另有部分患者表现为脓疱性皮损，部位多局限于手背，归属于脓疱性血管炎范畴，但病理可见真皮中心粒细胞浸润和白细胞碎裂。IBD 的 Sweet's 综合征皮损常表现为脓疱，同时伴有关节炎及关节痛。一般经典型 Sweet's 综合征皮损在数周至数月可自发缓解，不伴有瘢痕，部分患者会反复发作。

（4）肠道相关皮病关节炎综合征：肠道相关皮病关节炎综合征又被称为"肠吻合关节炎 - 皮炎综合征"，因其主要出现在肠道短路手术之后，但在 IBD 患者中亦有报道，主要为患者行空回肠吻合术后出现脓疱性皮肤血管炎和血清病样反应。BADAS 可以在术后数天至数年后出现，症状类似流感，可伴有肌痛、关节痛及多形性皮损，如结节性红斑、坏疽性脓皮病样皮疹、斑疹、丘疹样斑疹、脓疱疹样斑疹。皮肤活检存在中性粒细胞浸润。BADAS 一般为慢性自愈性疾病，对于反复发作的患者，可予激素或加用免疫抑制剂治疗。

22.IBD 相关皮肤表现

IBD 相关皮肤表现主要包括结节性红斑（erythema nodosum，EN）、银屑病、血管炎、化脓性汗腺炎、扁平苔藓、静脉炎、荨麻疹、继发性淀粉样变性以及多种自身免疫性皮肤表现，如获得性大疱性表皮松解症（epidermolysis bullosa acquisita，EBA）、大疱性类天疱疮、白癜风等。

（1）结节性红斑：结节性红斑是 IBD 患者最常见的皮损，是一种常见的炎症性脂膜炎，主要累及皮下脂肪层。临床上常见急性结节性红斑，多见于 15 ～ 40 岁女性。急性结节性红斑特征为皮下红色或紫红色疼痛性炎性结节，1 ～ 10cm 大小，数目不定，可互相融合形成板块。皮损早期呈淡红色，自觉疼痛或压痛，表面光滑，略高出平面，周围水肿。几天后皮色转为紫蓝或青红色，呈瘀斑样，后随之变黄，皮损变平，中等硬度，3 ～ 4 周后结节逐渐消退，新老皮损可同时出现。结节性红斑存在短暂的色素沉着，但结节始终不发生溃疡，随病情好转可痊愈，不存留瘢痕，但约有 20% 的患者会出现复发。发病部位多见于小腿伸侧，双侧对称，也可见于四肢其他部位，偶可见于颈部及面部。结节性红斑急性发作时常伴有全身表现，如发热、乏力、滑膜炎及关节炎等。

结节性红斑的病理表现为皮下脂肪小叶间隔炎症，早期急性炎症主要为脂肪间隔水肿伴淋巴细胞浸润，可伴有数量不等的中性粒细胞、组织细胞及嗜酸性粒细胞，同时可有泡沫细胞、多核巨细胞形成噬脂性肉芽肿，组织细胞围绕小静脉。同时脂肪间隔内中小血管管壁水肿、内膜增生。但结节性红斑的诊断并不依赖于病理检查，主要依据临床表现，对于难以鉴别的结节性红斑，病理检查为明确诊断的辅助手段。目前认为结节性红斑的产生与感染、药物、雌激素、自身免疫病、结节病、肿瘤等有关，我国报道链球菌感染、结核感染、结节病、药物等诱发因素较常见。

结节性红斑在 3% ~ 10% 的 UC 患者及 4% ~ 15% 的 CD 患者中可以出现，UC 患者合并结节性红斑常在肠道疾病明确诊断之后，但 Jaap der Velden 报道了 1 例从 6 个月龄开始反复出现结节性红斑的女孩，至 25 岁明确诊断了 CD。

（2）银屑病：银屑病又称为"牛皮癣"，在 IBD 患者中也很常见，西方国家中 7% ~ 11% 的 IBD 患者可以出现银屑病，CD 较 UC 更易合并，而其在普通人群中的患病率为 1% ~ 3%。我国银屑病患病率较低，2010 年六省市大规模统计指出我国银屑病患病率为 0.59%。银屑病通常出现在 IBD 肠道表现之前，但与 IBD 活动度之间没有明确的关系。

银屑病按照临床特征可以分为寻常型、脓疱型、关节病型及红皮病型。其中寻常型最常见，大多急性发病，伴有不同程度的瘙痒。典型的皮损表现为炎性红色丘疹，逐步扩大为境界清楚、形状大小不一的红斑，周围有炎性红晕，基底部浸润增厚，表面覆盖多层银白色鳞屑。刮除表面鳞屑后可见淡红发亮的半透明薄膜，刮破薄膜可见小出血点。皮损可发生在全身各处，以头部、骶部和四肢伸侧多见，常对称分布。脓疱型比较少见，典型皮损表现是在红斑上出现群集性浅表的无菌性脓疱，部分可融合。

寻常型银屑病早期角质层增厚并出现角化不全，细胞间夹杂空气间隙。角层内或角层下可见中性粒细胞形成的小脓肿，颗粒层变薄或消失，棘层增厚，可见中性粒细胞及淋巴细胞，表皮嵴延长，末端增宽。真皮浅层血管扩张，上部有炎性细胞浸润，陈旧病变主要由淋巴细胞及组织细胞组成，急性病变可见中性粒细胞，偶见浆细胞及嗜酸性粒细胞。乳头的顶端水肿，胀大成杵状，顶端棘层变薄，损伤乳头的血管易引起小出血点。脓疱型病理变化基本与寻常型相同，以棘层上部出现中性粒细胞为主的海绵状脓疱为主要特征。

银屑病的病因多样，包括遗传、免疫、感染、内分泌、神经精神、生活习惯、药物、环境等众多因素。银屑病与 IBD 之间存在共同的致病环节，Binus 发现 IBD 与银屑病均为异常活化并产生 TNF-α、IFN-γ、IL-12 等细胞因子的 Th1 细胞介导的免疫炎症，因此针对 T 淋巴细胞的药物及 TNF-α 抗体治疗对二者均有效。

（3）获得性大疱性表皮松解症：获得性大疱性表皮松

解症（epidermolysis bullosa acquisita，EBA）是一种自身免疫性大疱性皮肤病，又称为"表皮松解型类天疱疮"，血循环中有抗Ⅶ型胶原的 IgG 抗体。Ⅶ型胶原存在于基膜致密板及锚纤维内，Ⅶ型胶原抗体与锚纤维结合形成免疫复合物激活补体，产生趋化因子并吸引中性粒细胞浸润产生蛋白酶，破坏基膜，导致表皮、真皮分离形成水疱。EBA 多见于成年人，主要包括经典型和炎症型，经典型以肢端分布的非炎性水疱为主要表现，皮肤脆性增加，水疱疱壁紧张，继而发生糜烂、结痂、脱屑、瘢痕、萎缩、丘疹和甲萎缩，好发于肢端等易受摩擦和受压部位。炎症型的临床表现包括大疱性类天疱疮型、瘢痕性类天疱疮型、IgA 大疱性皮病型等自身免疫性疱病。以泛发的炎症性水疱为特征，可累及躯干、肢端和皮肤皱褶处，常伴有瘙痒，两种类型可以相互转化。EBA 病理主要表现为表皮下水疱，真皮内有不同程度的炎症细胞浸润，炎症型 EBA 常提示大量中性粒细胞浸润。直接免疫荧光可见线状 IgG 沉积，有时也可检测到 IgA、IgM，大部分有补体 C3 沉积。

EBA 常合并许多系统性疾病，包括 CD 及 UC。目前认为 EBA 和 IBD 可能由于抗原表位扩展而关联，因为Ⅶ型胶原在皮肤、肠道黏膜均有表达。

（4）血管炎：IBD 患者皮肤表现中有很少一部分表现

为血管炎，以皮肤小血管血管炎为主。皮肤小血管血管炎亦被称作"应变性皮肤血管炎"，是皮肤表现中最常见的血管炎类型，女性较男性多见。其皮损表现多样，包括红斑、丘疹、风团、紫癜、水疱、大疱、脓疱、血疱、斑块、浅表小结节、坏死、溃疡等，最常见的是紫癜性斑丘疹，荨麻疹样皮损次之，易发生于血液瘀滞的部位如踝部及小腿，常对称性分布，但全身均可出现，皮损可持续数周至数月，消退后存留色素沉着。由于取材时间及严重程度不同病理可不一致，典型表现为真皮上部小血管为中心的阶段性分布的白细胞碎裂性血管炎，毛细血管后静脉内皮肿胀、血管闭塞、血管壁纤维蛋白渗出、变性及坏死，血管壁及周围中性粒细胞浸润伴有核碎裂，偶伴嗜酸性粒细胞及单核细胞浸润。血管炎与 IBD 的关系尚不明确，针对 IBD 治疗后通常血管炎表现可好转。

23. IBD 继发性皮肤表现

继发性皮肤表现包括两大类：营养素缺乏和药物诱发。前者主要因 IBD 患者肠道吸收功能下降导致，包括锌缺乏、维生素 C 缺乏、维生素 K 缺乏、B 族维生素缺乏、必需脂肪酸缺乏、氨基酸及蛋白质吸收不良等。其中锌缺乏导致的肠病性肢端皮炎在这些皮损中最常见，CD 较 UC 发生率高。主要表现为红斑、斑块上继发鳞屑、结痂和糜烂，甚至出现水疱、脓疱和大疱，陈旧皮损可见苔藓样变和银屑病样斑块。好发于口腔周围（口、鼻、眼和肛周）和四肢末端，也可累及头皮、耳周及臀部。针对这类皮损，适当补充相应的营养素治疗可有效缓解。

药物引起的皮损表现多样，可表现为药疹、荨麻疹、血管神经性水肿、脱发、扁平苔藓、多形性红斑、大疱性皮病、Stevens-Johnson 综合征、痤疮、药物诱发的银屑病等。目前认为可以诱发 IBD 患者出现皮损的药物包括：甲硝唑、环丙沙星、硫唑嘌呤、6- 巯基嘌呤、5- 氨基水杨酸、甲氨蝶呤、环孢素 A、激素及生物制剂等，以 TNF-α 拮抗剂最常出现。

24. 皮肤表现的治疗及预后

对于特异性皮肤表现的治疗基本以控制 IBD 病情发展为主，包括局部或系统性应用糖皮质激素、硫唑嘌呤、TNF-α 单抗等，适当的应用抗生素。反应性皮肤表现以坏疽性脓皮病最常见，其治疗目标以控制炎症活动、促进皮肤伤口愈合，治疗继发性感染及控制疼痛为主。避免外伤、穿着适当布料的衣服可促进创口的再上皮化。同时控制 IBD 病情仍是基础，起始治疗以糖皮质激素为主，对于广泛出现坏疽性脓皮病的患者可加用环孢素联合治疗，免疫球蛋白注射亦有较好的疗效。对于激素无效的坏疽性脓皮病，可以选择 TNF-α 拮抗剂。IBD 相关性皮肤表现中，结节性红斑多以支持治疗为主，包括卧床休息、避免接触皮损区域等。其他有效的治疗药物包括：秋水仙碱、氨苯砜、沙利度胺及硫唑嘌呤、甲氨蝶呤等。对于在 IBD 缓解期出现的结节性红斑可加用小剂量糖皮质激素缓解皮损，对于大剂量激素不缓解的结节性红斑，加用抗 TNF 治疗可有明显的效果。银屑病在本类皮肤表现中也比较常见，局部应用糖皮质激素、水杨酸类、维生素 D 等可以用来治疗轻中度的银屑病。继发性皮肤表现的患者应适当补充相应的营养素，可有效缓解营养素缺乏引起的皮肤表现。但对于药物引起的皮损，需要与皮肤科医师协商决定。超过 40% 的 IBD 患者在出现皮肤表现后停用了相关药物，但目前认为需要评估这类药物对患者的利弊程度再行决定是否停药，主要评估因素包括：皮损的严重程度、受累面积、对患者生活质量的影响、停药后 IBD 的恶化程度及是否存在其他的治疗方法等。也有文献指出，约 1/4 的患者更换另外一种 TNF-α 单抗后皮肤表现消退，因此对于轻度皮肤损害的患者，更换同类药物或者针对皮肤损害治疗，往往可以继续抗 TNF 治疗。

25. 北京大学第一医院临床经验总结

北京大学第一医院消化科对于临床中 IBD 患者出现的皮肤表现进行统计，其出现比例与国外报道接近，因此 IBD 患者应仔细检查有无皮肤受累，同时应建立良好的病案制度。因 IBD 患者病程时间长，皮损可以出现在 IBD 肠道表现的任何时期，所以复诊过程中需要完整记录 IBD 相关的肠外表现。

对于出现皮肤表现的患者，目前认为结节性红斑和坏疽性脓皮病为 IBD 特异性皮肤表现，在针对 IBD 治疗后大部分能得到控制或治愈。对于银屑病、湿疹等非特异性皮肤表现，目前尚不能肯定其与 IBD 之间的联系。

经过对北京大学第一医院 20 年 IBD 病例统计分析，我们发现部分皮肤表现的出现与 IBD 的活动程度、病程长短及肠道受累范围等有关。因此对于重症、肠道受累范围广泛的 IBD 患者，查体时应更注意排查有无皮损。对于正在治疗的 IBD 患者，也要及时注意有无药物引起的皮肤改变，特别是正在应用 TNF-α 拮抗剂的患者。对于皮肤专科医师来说，与患者出现嗜中性皮肤病等具有特点的皮损时，应注意排查是否存在 IBD 的可能。

26.IBD 皮肤表现病例分享：IBD 合并银屑病

女性患者,44 岁,主因"反复腹痛伴黏液脓血便 20 年,发现皮疹 5 年余"入院。患者 20 年前无诱因出现腹痛,以右下腹痛为著,伴黏液脓血便,排便次数约 20 次 / 日,体重下降 1.5kg,就诊外院行结肠镜检查诊断"溃疡性结肠炎",予柳氮磺吡啶口服及灌肠治疗后排便次数及大便性状逐渐恢复正常,并逐渐停用柳氮磺吡啶。此后患者间断出现腹泻、排黏液样便伴血丝,2 ～ 3 次 / 日,自行服用柳氮磺吡啶数天后排便即恢复正常。5 年前患者再次出现腹泻、排黏液便 2 ～ 3 次 / 日,3 天后患者开始出现全身红色皮疹伴明显瘙痒。就诊当地医院,考虑溃疡性结肠炎病变活动,予柳氮磺吡啶治疗。20 余天后大便性质及排便次数恢复正常,同时皮疹逐渐消退,未遗留任何皮肤黏膜损害。1月余前患者再次排黏液脓血便,伴右下腹痛,自行口服柳氮磺吡啶 3 天后腹泻症状稍好转,大便次数 2 ～ 3 次 / 日,仍为黏液脓血便。同时自觉胸前皮肤瘙痒,次日出现全身皮肤散在红色丘疹样皮疹，逐渐增多伴融合，皮损无结痂及脓疱。就诊当地医院考虑"过敏"，予抗过敏治疗后全身皮疹未见好转，遂收入我院消化科治疗。

患者既往体健，否认食物、药物过敏史，无家族皮肤病史。

入院查体：T 36.8 ℃、HR 67bpm、BP 130/80mmHg、RR 18bpm。营养中等。双肺呼吸音清，双肺未闻及明显干湿性啰音。心律齐，各瓣膜听诊区未闻及病理性杂音。腹软，右下腹及脐周压痛，无反跳痛及肌紧张。双下肢无水肿。

皮肤专科查体：躯干四肢散在淡红色斑丘疹、扁平丘疹及明显鳞屑，皮损间可见正常皮肤（图1）。

诊疗经过：入院后行结肠镜检查提示"直乙结肠可见

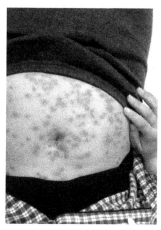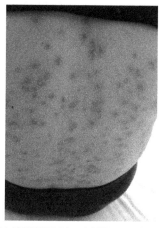

图1　全身散在红色斑丘疹及鳞屑（点滴型银屑病）（彩图见彩插1）

瘢痕形成，直肠近肛门口黏膜稍充血。回盲部变形，回盲瓣结构消失，呈开放状态。回盲部黏膜充血，回肠末端近回盲瓣黏膜充血糜烂。"回肠末端及回盲部取病理提示"小肠黏膜急性炎"。小肠 CTE 检查提示回肠末段、回盲部及直肠、乙状结肠改变，符合 IBD。便常规及便隐血未见异常，血沉 25mm/h，CRP 5.76mg/L，免疫球蛋白及补体未见异常，自身抗体谱及 ANCA 阴性；血尿免疫固定电泳未见单克隆免疫球蛋白区带。PPD 试验强阳性，T-SPOT.TB (+)。考虑患者 IBD 合并肠结核可能性大，给予艾迪莎抗炎及异烟肼、乙胺丁醇、链霉素试验性抗结核治疗，患者大便次数恢复至 1 ～ 2 次 / 日，黄色软便，右下腹部疼痛较前明显减轻。同时皮肤科会诊考虑患者皮损为急性点滴型银屑病，给予白芍总苷、去氯乳膏及水杨酸软膏对症治疗。因患者既往肠道病变出现时亦可出现皮疹，考虑银屑病为 IBD 的肠外表现。但患者本次发病皮疹症状重，亦不除外银屑病累及肠道，或两者为相互独立的疾病。治疗后患者未再出现新发皮疹，且皮疹较前明显好转，并出院。

院外患者继续目前治疗，皮肤科及消化科随诊，建议3 个月后复查结肠镜。

参考文献

1. Molodecky NA, Soon IS, Rabi DM, et al. Increasing incidence and prevalence of the inflammatory bowel diseases with time, based on systematic review. Gastroenterology, 2012, 142 (1): 46-54 e42; quiz e30.

2. Isene R, Bernklev T, Hoie O, et al. Extraintestinal manifestations in Crohn's disease and ulcerative colitis: results from a prospective, population-based European inception cohort. Scandinavian journal of gastroenterology, 2015, 50 (3): 300-305.

3. Vavricka SR, Brun L, Ballabeni P, et al. Frequency and risk factors for extraintestinal manifestations in the Swiss inflammatory bowel disease cohort. The American journal of gastroenterology, 2011, 106 (1): 110-119.

4. Weizman A, Huang B, Berel D, et al. Clinical, serologic, and genetic factors associated with pyoderma gangrenosum and erythema nodosum in inflammatory bowel disease patients. Inflammatory bowel diseases, 2014, 20 (3): 525-533.

5. Hawryluk EB, Izikson L, English JC 3rd. Non-infectious granulomatous diseases of the skin and their associated systemic diseases: an evidence-based update to important clinical questions. American journal of clinical dermatology, 2010, 11 (3): 171-181.

6. Ficarra G, Baroni G, Massi D. Pyostomatitis vegetans: cellular immune profile and expression of IL-6, IL-8 and TNF-alpha. Head and neck pathology, 2010, 4 (1): 1-9.

7. 刘晓松，高岩，华红. 增殖性化脓性口炎二例. 中华口腔医学杂志，2014，49（3）：191-192.

8. 甘雨舟，黄文祥，甘华. Sweet 综合征临床研究进展. 重庆医学，2014，（19）：2520-2523.

9.Marzano AV，Menicanti C，Crosti C，et al. Neutrophilic dermatoses and inflammatory bowel diseases. Giornale italiano dermatologia venereologia，2013，148（2）：185-196.

10.Huang BL，Chandra S，Shih DQ. Skin manifestations of inflammatory bowel disease. Frontiers in physiology，2012，3：13.

11.Blake T，Manahan M，Rodins K. Erythema nodosum-a review of an uncommon panniculitis. Dermatology online journal，2014，20（4）：22376.

12. 丁晓岚，王婷琳，沈佚葳，等. 中国六省市银屑病流行病学调查. 中国皮肤性病学杂志，2010，24（7）：598-601.

13. 严亨秀. 银屑病的免疫病理机制和免疫治疗的研究进展. 四川解剖学杂志，2012，20（4）：50-54.

14. Binus AM，Han J，Qamar AA，et al. Associated comorbidities in psoriasis and inflammatory bowel disease. Journal of the European Academy of Dermatology and Venereology，2012，26（5）：644-650.

15. Marzano AV，Trevisan V，Lazzari R，et al. Pyoderma gangrenosum：study of 21 patients and proposal of a 'clinicotherapeutic' classification. The Journal of dermatological treatment，2011，22（5）：254-260.

16.Marzano AV，Borghi A，Stadnicki A，et al. Cutaneous manifestations in patients with inflammatory bowel diseases：

pathophysiology, clinical features, and therapy. Inflammatory bowel diseases, 2014, 20 (1): 213-227.

17.Cullen G, Kroshinsky D, Cheifetz AS, et al. Psoriasis associated with anti-tumour necrosis factor therapy in inflammatory bowel disease : a new series and a review of 120 cases from the literature. Alimentary pharmacology and therapeutics, 2011, 34 (11-12): 1318-1327.

18.Torres J, Buche S, Delaporte E, et al. Skin side effects of inflammatory bowel disease therapy. Inflammatory bowel diseases, 2013, 19 (5): 1086-1098.

（田原　整理）

炎症性肠病与临床营养

炎症性肠病（IBD）是一种表现为腹痛、恶心、发热和腹泻的胃肠道炎性肠病，包括克罗恩病（CD）和溃疡性结肠炎（UC）。这些症状可以引起食欲下降、进食减少、改变营养代谢，最终损害营养状态。细胞因子、白细胞介素 1（IL-1）、白细胞介素 6（IL-6）和肿瘤坏死因子（TNF）可能是引起食欲下降的主要原因。

过去，70%～80% 的住院 IBD 患者均存在营养不良。克罗恩病比溃疡性结肠炎更容易出现营养不良，在疾病缓解期发生率为 25%～80%。但是随着人们生活水平的提高，IBD 患者的营养不良发生率在下降，最近的研究表明虽然患者存在身体成分异常和一些特殊营养物的缺乏，但是大部分成人 IBD 患者总体营养状况良好。

营养不良是儿童 IBD 患者一个主要的并发症，90% 的患儿存在体重下降，23% ～ 88% 的克罗恩病儿童存在生长不足，高于溃疡性结肠炎，30% ～ 40% 的患儿在病程中存在身材矮小。引起这些改变的主要原因是克罗恩病起病较早，影响了生长发育。

因此，发现需要进行营养干预的营养不良患者是很重要的，改善患者的营养状态有助于预防营养不良性并发症和疾病复发。

27.IBD 患者营养不良的原因

多种原因造成了 IBD 患者营养不良，其中最重要的是营养摄入减少，其他原因包括吸收不良、消化不良、因发热和炎症引起的能量需求增加、胃肠道蛋白丢失和生长发育所需要的能量较多。营养摄入减少与疾病活动度相关，可能是由于一些前炎性因子引起，比如肿瘤坏死因子。营养不良对于生长发育产生的影响部分是由胰岛素样生长因子 1（IGF-1）介导的。

（1）营养摄入减少：IBD 患儿通常比健康儿童饮食摄入减少，原因是多方面的，包括厌食（可能是由于 TNF-α

引起）、进食相关的腹痛或腹泻、早饱（可能和胃排空障碍相关）和味觉改变（可能由于缺锌或药物引起，诸如甲硝唑）。此外，IBD 患者有时候会选择避免进食一些可能加重症状的食物，例如肠腔狭窄的患者会减少摄入高纤维食物，乳糖不耐受患者会减少乳制品摄入。IBD 急性加重可导致营养摄入急剧减少，在一项研究中，急性期 IBD 患儿能量摄入仅达到所需能量的 40% ~ 80%。

（2）吸收不良：一些活动性克罗恩病患儿表现出糖类吸收不良。儿童和成人克罗恩病患者乳糖吸收不良的发生率均高于普通人群，可能和小肠炎症、肠上皮细胞损伤和小肠细菌过度生长有关。但是成人溃疡性结肠炎患者和具有相同种族背景的人群相比，乳糖不耐受的发生率基本一致。既往的研究发现，接近 30% 的克罗恩病患者存在脂肪吸收不良。原因是多方面的，包括小肠炎症、因手术引起小肠缩短、小肠细菌过度生长、因疾病或末端回肠切除引起的胆汁酸缺乏以及使用一些结合胆汁酸的药物，诸如消胆胺。

（3）消化不良：消化不良在 IBD 患者中不太常见，但是可以发生在黏膜病变广泛和肠瘘的 CD 患者中，这种情况下，食物在消化液和消化酶中暴露不足，引起消化不良。

（4）能量消耗：营养状况良好的 CD 患儿与健康儿童

的静息能量消耗并无差别。而 CD 患儿静息能量消耗明显增加是由于非脂肪组织减少引起的。进一步的研究发现活动期和非活动期 CD 患儿的静息能量消耗并无差别。活动期 IBD 能量消耗增加是由前炎性因子介导的。活动期成年 CD 患者脂肪氧化率比正常人更高，这种升高是和疾病活动度相关的。在儿童 IBD 人群中，第一次使用生物制剂后，并不能改善糖类氧化率降低和脂肪氧化率升高这种状态，总的能量消耗也没有变化。

（5）肠道蛋白丢失：炎性组织的毛细血管渗漏可以引起蛋白丢失。这是引起血清白蛋白下降的主要原因，常见于活动期克罗恩病，较少见于溃疡性结肠炎。粪便 α-1 抗胰蛋白酶可以作为测量肠道蛋白丢失的方法，在儿童 IBD 患者中可以增加。手术后成人如果发现存在蛋白消耗，提示预后不良。

28.IBD 儿童生长不足的原因

生长不足是儿童 IBD 最常见的肠外表现，CD 患儿更为明显。引起生长不足的原因十分复杂，包括营养不良、炎症，可能还有糖皮质激素的不良反应。

（1）营养摄入减少：相比较成人，儿童的营养摄入更容易受到影响。

(2) 炎症反应：越来越多的证据表明炎症是导致 IBD 儿童生长不足的重要原因。观察发现，经过一些降低炎症反应的治疗，包括手术、英夫利昔单抗和肠内营养，患者的身高有明显的上升。

炎症可能是通过一些前炎性细胞因子导致身材矮小的，包括 TNF 和 IL-6。虽然抗 TNF-α 抗体可以降低疾病活动度，但是 TNF-α 和身高之间是否存在直接关系还不明确。IL-6 抑制 IGF-1，通过引起生长激素抵抗而影响生长激素的生理作用。CARD15 缺陷的 CD 患儿，由于存在粒巨噬细胞集落刺激因子（GM-CSF）抗体引起固有免疫缺陷，导致身材矮小。研究人员猜测 GM-CSF 抗体在基因易感性个体中可能会增加肠道通透性，暴露于内源性毒素转而可以引起生长激素抵抗，导致生长不足。

(3) 糖皮质激素治疗：糖皮质激素可以引起生长不足，尤其在青春期时影响更明显。糖皮质激素可以干扰内源性生长激素的分泌和功能，扰乱正常生长代谢过程，包括骨形成、氮潴留和胶原形成。

(4) 性腺功能减退：性腺功能减退和青春期延迟在活动期 IBD 患儿中很常见。因此，这些患儿和同龄健康儿童相比，往往身材矮小、消瘦、体重增加迟缓。炎性过程和营养不良可能是引起性腺功能减退的原因。前炎性因子直接减少性激素的产生，还可能会抑制外周雄激素和雌激素受体的表达。此外，健康的体重是进入青春期的首要条件。

29. IBD 儿童生长不足的结局

IBD 患者营养不良可以引起生长不足、体重下降、骨病和（或）微量元素缺乏等并发症。

（1）身材矮小：身高很容易受到炎症和营养不足的影响，生长不足在 IBD 患儿中很常见。一项英国的研究发现，13% 的 CD 和 3% 的 UC 患者的身高小于第三百分位。一项法国的研究发现，9.5% 的 CD 患儿存在生长不足，32% 的患儿存在严重营养不良。一项平均随访 6 年的研究发现，即使经过治疗，仍有 7% 的患者存在生长迟缓，15% 的患者存在营养不良。

连续测量身高（身高增长的速度）是反映疾病活动和营养不良的一个很敏感指标。高达 88% 的 CD 患儿表现出身高增长缓慢，20% ~ 30% 的患儿在病程中的某一段时间表现出明显的生长缓慢。5% 的 CD 患儿以生长不足为唯一表现。

相当一部分 CD 患者儿时身高不足很可能也会影响成年后的身高。一项研究发现，16 岁以前发病的 CD 患者，其身高要比预计的目标身高矮 2.4cm，其中近 20% 的患者身高与目标身高差距在 8cm 以上。但是，另一项研究发现，早期发病的 CD 对成年后的身高并没有明显的影响，而与父母的身高相关。

（2）青春期延迟：青春期延迟在 IBD 患者中很常见，取决于 IBD 的发病年龄。一项纳入 11 名女性早发 CD 的研究发现，75% 的患者月经初潮出现在 16 岁或更晚，但是 UC 儿童发生青春期延迟并不常见。其他研究发现进入青春期的时间女生要晚 1.5 年，男生要晚 0.8 年。

（3）体重增长缓慢：IBD 会引起体重增长受限，甚至在疾病早期就可以出现。一项针对北美 IBD 儿童的大型研究发现，22% ～ 24% 的 CD 患儿和 7% ～ 9% 的 UC 患儿在确诊时 BMI 已经低于正常。

需要指出的一点是，10% 的 CD 患儿和 20% ～ 30% 的 UC 患儿存在 BMI 升高，提示肥胖儿童中可能有发病增加的趋势。在美国，IBD 儿童肥胖的发病率为 10% ～ 30%。与正常体重的 CD 患者相比，肥胖的 CD 患者形成肛周疾病的时间更短、更容易出现疾病活动和住院。

（4）肌肉含量下降：一部分儿童和成年 CD 患者出现蛋白贮存量下降（即瘦体重），尤其是在疾病活动阶段更为明显。瘦体重下降 5% ～ 10% 通常不会产生临床后遗症，但是，瘦体重下降超过这个范围会增加发病率，儿童更易受到这个方面的影响。

这主要是由炎症（过度的分解代谢，蛋白质分解加速）、机体活动下降和（或）使用糖皮质激素引起的。蛋白质摄入不足可能也会影响生长阶段儿童的肌肉含量。对儿童 CD 的研究发现增加蛋白质摄入可以增加氮贮存、增加氨基酸进入机体蛋白库、降低氨基酸氧化分解。成人低蛋白饮食不会引起肌肉含量降低，除非严重而长期的缺乏（比如饥饿）。

（5）骨病：骨病（骨质疏松、骨软化）在成人 IBD 患者中很常见，发生率在 CD 和 UC 患者之间并无差别。危险因素包括使用糖皮质激素、疾病活动度、年龄、青春期延迟，以及可能存在钙、维生素 D 和维生素 K 的缺乏。

儿童和青少年 IBD 患者容易出现骨密度下降。在 CD 患者中更常见，往往在诊断的时候已经出现。现在还不清楚轻度骨密度减低是否会增加骨折风险，而且目前用于指导治疗的数据还很有限。但是，由于成年 IBD 患者发生骨病的风险很高，而且影响生活质量，所以推荐终身关注骨骼健康。

（6）术后并发症：营养不良会引起成年 IBD 患者伤口愈合缓慢，增加术后感染的可能性。

（7）心理压力：营养不良和身体上的病痛可增加成年 IBD 患者的焦虑和抑郁。同样的，自尊心受到打击、学校和社会表现受挫折也会引起 IBD 患儿营养不良。

（8）微量元素缺乏：维生素 D 缺乏在 IBD 患者中常见。IBD 与维生素 D 代谢异常有关。维生素 D 已被研究作为一种可能的 IBD 辅助治疗，但尚没有足够的证据证实其疗效。

30. 炎症性肠病患者临床营养治疗的重要性

首先，我们来复习一个真实的临床病例。18 岁男性患者，主因"间断腹痛 2 年，再发 3 月"入院。患者反复腹痛伴有腹泻、发热，病程中出现肛周脓肿。结肠镜提示肠黏膜呈铺路石样改变，病理为非干酪样肉芽肿。克罗恩病诊断明确，给予类克联合硫唑嘌呤维持治疗，病情平稳。患者 3 个月前出现升结肠肠瘘，NRS2002 评分为 4 分，继续给予类克及硫唑嘌呤治疗同时，联合营养支持治疗。置入空肠营养管，鼻饲短肽类肠内营养制剂及静脉营养，患者腹痛加重，考虑肠内营养制剂刺激瘘管所致，将短肽类肠内营养剂改为氨基酸型肠内营养剂，患者腹痛缓解，并将短肽类肠内营养逐渐增加 2100kcal/d 后停用卡文，患者血沉、C 反应蛋白降至正常，BestCDAI 为 65。患者出院后继续鼻饲氨基酸型肠内营养，口服硫唑嘌呤，定期输注类克，3个月后因经济原因要求改为短肽型肠内营养剂，再次出现腹痛，遂换回氨基酸型肠内营养制剂，症状缓解。

通过本例患者可以看出，合适的营养支持治疗是这个患者达到临床缓解、症状改善的重要手段。目前营养支持已经明确成为克罗恩病诱导以及维持缓解的一种治疗手段，尤其是针对儿童以及青少年克罗恩病患者。营养支持治疗可以改善患者的营养状态，促进儿童以及青少年患者的生长发育，改善炎症，而且极少发生不良反应。需要注意的是营养支持治疗的过程中应该根据患者的情况，选择合适类型的营养制剂，通过合理的补充方式，个体化治疗，使患者临床获益，就像本例患者，也是通过不断的尝试，选择了氨基酸型肠内营养制剂，再联合生物制剂及免疫抑制剂治疗，达到临床缓解，营养状态改善，提高了生活质量。因此本章将主要讨论炎症性肠病的临床营养相关问题。

该病是一种慢性疾病，病程反复，严重影响患者的生活质量。IBD和营养关系密切，主要体现在营养因素与IBD的发病密切相关。虽然目前IBD的发病机制尚不明确，但是绝大多数学者认同遗传易感人群在环境因素的诱发之下，肠道菌群产生的异常免疫反应是导致IBD发病的综合因素。IBD患者肠道菌群的多样性下降，菌群失调，肠道屏障受损。而膳食成分可以影响肠道菌群，多种食物可以直接破坏肠道的稳态。流行病学发现"西方化饮食"的传播是导致 IBD 发病率区域性迅速升高的可能机制之一，Shoda 等通过流行病学调查发现 ω-6/ω-3 PUFA 的高比例是 CD 发病率升高的重要因素之一。一项系统综述发现，UC 的发病风险增加和膳食中增加的总脂肪、ω-6PUFA 及肉类摄入相关。我们的动物实验也发现，高比例的 ω-3/ω-6PUFA 饲料炎症性肠病模型大鼠，摄入较高 ω-6PUFA 大鼠的肠道和血液炎症因子明显减轻。以上说明，营养因素参与炎症性肠病的发病，虽然目前机制尚不明确，仍然需要进一步研究，但对于治疗将具有重要指导意义。

31.IBD 患者容易发生营养不良

据统计高达 85% 的住院患者可以发生营养不良。发生营养不良的主要因素为：①摄入不足：IBD 患者常出现纳差、腹痛、恶心等症状或者害怕进食诱发加重疾病，而无法正常进食或者限制饮食导致营养摄入减少。②消化、吸收障碍：肠道病变（如肠道炎症，肠瘘）或者由于病情需要进行肠道手术，尤其是累及小肠的病变，导致肠道面积减少，影响肠道菌群，出现肠道菌群紊乱，小肠细菌过度生长等，导致营养物质消化吸收不良。③丢失过多：IBD慢性持续或者反复发作的肠道炎症疾病，多长期腹泻，导致大量营养物质、微量元素和维生素、离子丢失。④消耗过多：疾病活动或者合并感染等并发症，使患者处于高分解代谢状态。⑤药物：治疗药物也可以对营养代谢产生不良影响，如5-ASA可以导致消化道不良反应，影响叶酸吸收；激素可以导致钙代谢异常等。在上面提到的因素的综合作用下，IBD患者可以出现蛋白等营养物质的缺乏，另外像钙、铁、锌等微量元素的不足，还有叶酸、维生素B_{12}、烟酸等水溶性维生素以及脂溶性维生素A、维生素D、维生素E、维生素K等也需要引起重视。

32. 营养支持治疗是IBD的一种治疗手段

除了可以改善患者的营养情况，营养支持对于IBD还有治疗意义，目前已经明确营养支持治疗对儿童和青少年CD的诱导和维持有效。但是我们需要明确营养支持的目的是什么？如何评价患者的营养情况？什么患者需要营养支持治疗？何时需要？以及如何进行营养支持？这些问题是我们临床工作中需要思考的关键，也是本文进行讨论的重点，将在下文进行详细的阐述。

33. 营养支持治疗的目的

IBD 的营养支持治疗可以分为三个层面。①补充性营养支持：包括通过营养支持改善原有的营养不良及补充由于丢失造成的营养不良。营养不良可以导致多种不良后果，如患者消瘦、贫血、骨代谢紊乱等，导致炎症加重，使围手术期患者难以恢复及耐受，增加手术的死亡率和术后复发率。因此积极评估 IBD 患者的营养状态，及时有效地纠正营养不良状态，对疾病的控制，改善患者的生活质量和预后具有积极意义。②保护性营养支持：主要是针对病情活动严重状态下，消耗过大进行营养支持。IBD 多为反复发作、加重，患者在炎症活跃状态时处于高分解代谢状态，消耗量明显增加，需要及时合理地进行评估和纠正。③治疗性营养支持：尤其是针对 CD 患者，目前已经明确营养支持具有治疗作用。营养支持对于诱导和维持 CD 患者，尤其是儿童患者的病情缓解具有治疗作用，这一结论具有重要意义。多项研究表明合理的营养支持治疗可以减少生物制剂耐药的发生；对于诱导儿童 CD 患者缓解不劣于激素，而且几乎没有不良反应，易于被患者接受；并且加深了环境因素对于 IBD 影响的理解。但是目前并没有营养支持治疗的意义被足够的理解及适当的应用。

34. 营养支持的适应证

什么样的 IBD 患者何时需要进行营养支持，结合《2013 年中国炎症性肠病营养支持指南》建议以及我们的临床经验，建议出现以下情况者应该给予营养支持治疗，包括：①有营养不良或有营养风险的患者：已经出现营养不良或者虽然营养状况正常但有营养风险（NRS2002 评分 ≥ 3分）者，推荐给予营养支持治疗。在临床工作中尤其要注意合并营养摄入不足、生长发育迟缓或停滞的儿童和青少年患者，强烈推荐给予营养支持治疗。生长发育障碍是炎症性肠病儿童最常见的肠外表现，尤其是在 CD 患儿中尤为突出，可以表现为青春期延迟、身高及生长发育等各项指标低于同龄正常儿童。23% ～ 88% 的患儿在发病初期仅表现为生长发育不良，可能需要数年才会出现胃肠道症状。需要注意的是部分患儿可以表现为超重，一项包含 783 例新发病患儿发现，低 BMI 在 CD 患儿中仅占 22% ～ 24%，UC 中仅有 7% ～ 9%。对于此类患儿必须及时有效地给予营养支持治疗并且评估。连续的身高测量（身高增长速度）是疾病活动度或者营养不良的非常敏感的监测指标。②手术相关患者：有手术指征的患者（包括 UC 和 CD）合并营养不良或有营养风险时，在围手术期推荐首先纠正营养不良，以降低手术风险。营养不良状态下，手术风险高，术后预后差，围手术期给予充分的营养支持治疗，诱导CD缓解后再行手术，有助于降低术后复发率。从临床观察中可以看到，肠道造瘘术后患者给予充分长期的营养支持，有益于改善患者的营养状态，改善炎症状态，促进造瘘的早期还纳。③需要营养支持治疗诱导和维持缓解的患者。前文已经提到过，营养支持治疗已经成为CD患者的一种治疗手段。这里我们要强调肠内营养（enteral nutrition，EN）治疗已经成为指南推荐儿童和青少年活动期CD诱导缓解推荐首选。EN诱导儿童和青少年活动期CD的缓解率与激素相当。全肠内营养（EEN）是诱导儿童CD患者的有效治疗，且有足够证据支持。对部分非重型成人CD患者，肠内营养治疗也是诱导临床缓解的一种治疗手段。需要注意的是，营养支持治疗使UC患者获益的证据不足，目前指南不推荐使用EN诱导或维持UC缓解。但是研究发现UC的炎症和短链脂肪酸产物相关，这也许为进一步研究提供方向。

35. 营养状态的评估

进行营养评估的目的是评价目前的饮食结构是否能够增加或者降低患者的健康风险，有助于对特定患者制定合适的生活方式。

营养评估对于 IBD 患者是十分必要的，尤其是儿童时期的患者。及时发现 IBD 患儿生长速度下降，给予充足的营养，治疗炎性肌病，可能能够改善生长不足。对于所有儿童均应该监测生长指标，需要通过综合性评估工具筛选，来发现那些存在营养不良风险和营养不良的患儿。

（1）营养风险筛查：营养风险是指现存或潜在的与营养因素相关的导致患者出现不利临床结局的风险。推荐使用营养风险筛查工具 2002（NRS2002）。NRS2002 评分 ≥ 3 分提示有营养风险，需要进行营养支持治疗。

（2）营养状况评定包括主观和客观两个部分。①主观评定：推荐使用整体营养评估表（SGA）作为主观评定工具。该评价工具纳入了多种营养相关的因素，包括功能状况、饮食因素、多种胃肠道相关症状、体重下降和简单的体格检查。参照 SGA 结果，将 IBD 患者营养状况分为：重度营养不良（≥ 9 分）、中度营养不良（4 ~ 8 分）和营养正常（0 ~ 3 分）。②客观评定：客观评定工具包括身高、体重、体重指数（BMI）、三头肌皮褶厚度、上臂围、上臂肌围、总蛋白、白蛋白和其他用于估计慢性营养不良指标。

（3）生长参数：所有 IBD 患儿均应定期测量身高、体重，计算 BMI 和身高生长速度。推荐对于非活动期患儿，至少每 4 个月测量 1 次，活动期或存在生长不足证据的患者应该更加频繁地监测。可以寻求营养学家的帮助，尤其是一些严重病例。放射学方法测量骨龄对于评估患者的生长不足是有价值的，高达 40% 的患儿存在异常。

（4）身高增长速度：身高增长速度是发现 IBD 患儿生长异常最敏感的指标。任何两岁以上的儿童每年身高增加的幅度小于 4cm 很可能就存在生长不足，因为 95% 以上的儿童每年增长的速度都大于 4cm。在青春期，男孩身高增长速度每年可达 6 ～ 12cm，女孩每年增加 5 ～ 10cm。

（5）饮食摄入：分析过去 3 ～ 5 天的饮食量有助于评估总的热量、蛋白质和微量元素的摄入情况。临床上，常对体重增加不良，又不确定是由于摄入不足还是吸收不良引起的儿童进行饮食摄入分析。

（6）身体成分：体重明显下降的患者（例如，BMI 小于年龄的第 5 百分位），测量身体成分有助于判断严重程度。方法包括三头肌皮褶厚度（可以反映体脂）、上臂围（可以反映瘦体重）。其他包括生物电阻抗分析法和双能 X 线吸光测量法。

主观全面营养评定法联合测量体重指数、血清白蛋白、微量元素对于评估 IBD 患者的营养状况非常有帮助。但是在一项研究中，按照这个标准提示营养状况良好的

IBD 患者和对照组相比，发现存在体细胞质量和握力下降。另一项研究发现，缓解期的克罗恩病患者往往体重指数正常，但是握力和肌肉含量下降。这些研究提示 IBD 患者可能看起来营养良好甚至可能超重，但是身体成分和功能可能已经发生变化，也需要进行营养支持。因此，需要十分谨慎地对所有 IBD 患者进行评价，确保他们处于良好的营养状态。

36. IBD 患者营养支持治疗的途径及营养供给量

需要强调的是营养不良对临床病程和术后并发症的发生率均有不利的影响。此外，还可以引起细胞免疫和体液免疫缺陷，导致肠黏膜屏障功能受损，增加细菌移位引起感染的风险。因此，营养治疗的一个很重要的目标就是通过全肠外营养、肠内营养和补充缺乏的微量元素来改善营养不良的状态。

（1）途径：需要明确"只要肠道有功能，就应该使用肠道，即使部分肠道有功能，也应该使用这部分肠道"的原则。包括肠内营养和肠外营养。设法争取尽早使用肠内营养，肠道功能严重障碍时首选肠外营养，两种途径互补。

（2）营养供给量：推荐采用间接能量测定仪测定患者的静息能量消耗（resting energy expenditure，REE）。根据患者活动量，每日总能量消耗为 REE 的 1.2 ~ 1.5 倍。当然很多单位并没有间接能量测定仪器，根据标准体重进行能量测算还是临床中简单易于操作的方法。缓解期成人 IBD 患者的每日总能量需求（非氮热卡）与普通人群类似，可按照 25 ~ 30kcal/（kg·d）给予。但活动期 IBD 的能量需求增加。需要注意的是目前观点认为患者处于危重或者高分解代谢时不建议早期给予高热量支持，早期（应激期小于 1 周，20 ~ 25kcal/kg），当合成与分解代谢达到稳定状态时再给予高热量营养支持。儿童 IBD 患者如果存在生长发育障碍的营养支持治疗，即使在疾病非活动状态还需要额外的能量补充来满足追赶性生长。追赶性生长需要补充 125% ~ 150% 的日常需要热卡 [85 ~ 90kcal/（kg·d）]，蛋白补充需要达到（2.4 ~ 3）kg/d。

37. IBD 患者肠内营养补充

营养补充指使用一些营养制剂增加蛋白质和热量的摄入。推荐经口进食，经口摄入不足时可以采用管饲（鼻胃管或鼻空肠管）。肠内营养的优点包括对胃肠道结构和功能的刺激作用，且费用较肠外营养少。常用的液体营养制剂包括要素饮食（游离氨基酸型）、半要素饮食（短肽型）和聚合膳（整蛋白型）。

每日经口或管饲 500 ~ 600kcal 热量就可以改善成年 CD 患者的营养状态，儿童患者改善更为明显。事实上，50% 生长受阻的 CD 患者单纯接受药物治疗并不能增加体重，必须接受肠内营养治疗。

除了改善营养状态外，肠内营养还有助于活动期克罗恩病的诱导缓解，在英夫利昔单抗被批准用于 CD 诱导缓解以前，欧洲临床营养和代谢学会推荐在不适宜使用糖皮质激素时，可使用肠内营养作为治疗方案。一项系统综述表明不同配方成分的肠内营养制剂（氨基酸、短肽和整蛋白）对于 CD 的诱导缓解并无差别。

肠内营养可使活动期 CD 获益的机制尚不明确，有假说认为营养物可以通过减少抗原暴露而改变肠道菌群和肠道免疫反应。此外，肠内营养可能通过减少 IL-6 和增加胰岛素样生长因子而产生直接的抗炎作用。

肠内营养对 CD 的诱导缓解，儿童和成人之间有较大的区别。4 篇系统综述和 1 篇考克兰系统综述表明在成人 CD 患者中，激素比肠内营养更有效。因此，在这类人群中，就不能把肠内营养作为唯一的治疗方案，除非存在不宜用激素的情况，比如激素无效、激素依赖、激素不耐受、不愿意使用激素，以及一些骨质疏松风险过高的患者。

但是，肠内营养是活动期CD患儿的一线治疗，因为可以减少激素使用的剂量和减轻由于肠腔狭窄引起的腹痛。此外，肠内营养还表现出可以促进黏膜愈合、改善生活质量。更重要的是，目前发表的随机对照试验（RCT）表明肠内营养和激素在儿童CD患者疗效并无差别。

肠内营养对CD维持缓解可能也有效，但目前尚未完全证实。目前的证据显示对于成年CD患者，肠内营养作为维持缓解的一种可选择或辅助治疗可能是有效的。2007年一项考克兰系统综述提示肠内营养制剂对于CD维持缓解可能是有效的，但是由于仅有两篇文献符合纳入标准，且两篇文献由于干预措施和结果评价方式不同，不能进行数据合并，所以还需要更多的研究去证实这个结论。另外一项前瞻性研究表明，对于使用英夫利昔单抗进行维持治疗达到临床缓解的CD患者，使用肠内营养并没有明显增加缓解率（78% $vs.$ 67%，$P=0.51$）。

以下这些研究表明肠内营养存在潜在的获益：①一项研究中，接受一半要素饮食和一半正常饮食的患者与不限制饮食的患者相比，复发率更低。②另一项研究中，之前摄入普通饮食且激素依赖的CD患者被分成两组，分别改为要素饮食和聚合膳,结果发现在观察的 12 个月里,52% 的患者完全停用了激素,且两组对于维持缓解效果相同。③另一项研究表明,28 例营养不良的 CD 患者,正常饮食配合使用肠内营养制剂后,激素使用剂量减少、疾病活动度评分下降、营养状况改善。④一项随机试验中,将 39 例 CD 患者随机分为正常饮食和正常饮食联合要素饮食两组,一年以后发现,接受要素饮食那一组缓解率更高(48%vs.22%)。

肠内营养对于 UC 的治疗效果,数据仍很有限,目前并没有证据表明肠内营养对于活动性 UC 有治疗作用。在一项前瞻性随机试验中,接受糖皮质激素治疗的重度 UC 患者分别接受肠内营养和全肠外营养,结果两组间缓解率相似。

不推荐肠内营养用于 UC 的维持治疗,目前也没有基于这个目的的营养配方或营养治疗方案。

38.IBD 患者全肠外营养

活动期 CD 使用全肠外营养(TPN)的理论基础包括:①肠道休息,可以减少病变肠段的运动和传输功能。②减少抗原刺激,减少食物来源的免疫应答。③刺激蛋白质合成,可以促进细胞更新和肠道黏膜愈合。但是,关于 TPN

对活动期 CD 诱导缓解的临床试验非常少。使用 3 个月 TPN，缓解率在 20% ~ 79%，取决于人种、使用 TPN 的时间、对于缓解和复发的定义以及联合使用的药物。TPN 可以促进 43% ~ 63% 的患者瘘管愈合、疾病活动度下降和体重增加。但是，全肠外营养和肠内营养或激素相比并没有表现出优势。美国胃肠病协会评审了 6 个试验，发现 IBD 常规进行全肠外营养并不能获益，对于活动期小肠型 CD 患者，全肠外营养可能和肠内营养效果相同。而且，全肠外营养可能会出现一些并发症，包括脓毒症和胆汁淤积性肝病。所以，全肠外营养不应该作为 IBD 的一线治疗，除非患者不能耐受肠内营养或激素。此外，TPN 也可以用于纠正术前营养不良状态。

使用全肠外营养对 UC 和 CD 进行维持缓解是不切实际的，而且也没有相关的研究。

39. IBD 患者蛋白质来源

根据氮源的来源，肠内营养制剂可以分为：①聚合物饮食：以整蛋白的形式提供氮源，可以来自牛奶、肉类、蛋类或大豆，糖类来自于淀粉水解产物。②半要素饮食（短肽）：氮源来自蛋白水解产物，肽链平均包括 4 ~ 5 个氨基酸。③要素饮食（氨基酸）：营养成分均以单体形式存在（例如氨基酸、单糖、脂肪酸、维生素和矿物质），不需要或者只需要很少的消化就可以吸收。不同蛋白质来源可以影响抗原识别和表达过程，可能会引起肠道炎症。但是，一项 Meta 分析表明不同配方的肠内营养制剂对于 CD 的诱导缓解并无差别。由此可以推测不同蛋白质类型并无影响肠内营养的效果。基于这一点，推荐使用整蛋白制剂，因为和要素及半要素饮食相比，价格更便宜，口感更好。

*40.*IBD 患者脂肪成分的分析

已经有一些研究评价了不同含量和类型的脂肪（鱼油、短链脂肪酸）对 IBD 患者预后的影响，尤其是对 CD 患者的影响。极低脂肪饮食（占总热量 0.6% ~ 1.3%）和极高脂肪饮食（12% ~ 30%）相比，可以取得更好的效果，尤其是亚麻油酸含量较多时。但是近期一项考克兰系统综述表明对 CD 患者极低脂肪饮食并不能获益。

n-3 多不饱和脂肪酸是很强的免疫调节剂，通常来自鱼油，包括二十五碳五烯酸和二十二碳六烯酸。在动物模型和人类上，n-3 多不饱和脂肪酸均可以下调炎性反应。鱼油在炎性疾病（例如类风湿关节炎和银屑病）中的积极作用已经被证实。葡聚糖硫酸钠诱导的结肠炎实验模型上也证实了 n-3 脂肪酸的积极作用。一项随机对照试验表明补充鱼油可以减少炎性因子，还可以降低炎症反应，减少使用抗炎药物的剂量。

一些试验评估了口服补充 n-3 脂肪酸对缓解期 CD 和 UC 的效果。最近一项 Meta 分析表明经口补充肠衣包被的 n-3 脂肪酸对 CD 的维持缓解是有效的，但 UC 患者并不能获益。但是，其他一些大型安慰剂对照试验和系统综述，发现口服鱼油对于 UC 和 CD 的诱导缓解和维持缓解并无效果。所以目前数据并不充分，尚不能推荐常规应用。目前没有评估人体静脉使用 n-3 脂肪酸有效性的数据。

短链脂肪酸（例如丁酸）是肠黏膜细胞的能量来源。这些物质减少可能是 IBD 的发病机制之一。有研究评估了局部应用丁酸代替糖皮质激素或美沙拉嗪的 UC 患者进行诱导缓解的有效性，发现其有效性相似。尚没有评价其他给药方式（例如肠外或肠内）的有效性，也没有研究评估在存在结肠病变的 CD 患者中的有效性。

41. IBD 患者低糖饮食的防治法

一些个案报道提示低糖饮食有助于预防 IBD 复发。但是在一项纳入 204 名缓解期 CD 患者的随机试验中，将受试者分为 n-3 脂肪酸、安慰剂和低糖饮食三组，经过意向性分析后，发现 n-3 和低糖饮食与安慰剂相比并不能增加缓解率。

特定碳水化合物饮食是一种非常严格的低糖饮食法，用于多种慢性和自身免疫病，包括 IBD、自闭症和乳糜泻。这种饮食方法的理论基础是：引起 IBD 的肠道微生物以糖类为主要能量，产生的酸类和毒物可以损伤小肠，进而又影响糖类的消化和吸收。

特定碳水化合物饮食不含谷物、乳糖和蔗糖，也限制一些豆类和薯类，不允许摄入含有添加剂的加工食品。允许摄入未经加工过的肉类、家禽、鱼类、蛋、蜂蜜、非罐装蔬菜，以及一些豆类、水果、坚果、自制酸奶和一些低乳糖奶酪（例如，切达奶酪）。

关于特定碳水化合物饮食方面的数据还比较有限，一个包含两个患者的个案报道指出，可以改善病情。但是由于这种饮食限制太多，许多患者并不能完全遵守。此外，一些临床医生担心这会引起营养缺乏。目前该领域的文献比较少，还没有医疗协会推荐这种方案，还需要更多的随机对照试验去证实。

42.IBD 患者排除饮食的方法

排除饮食指在一段时间内去除饮食中某种食物，观察症状变化。许多患者可以发现一些食物可能加重或恶化病情，所以应该避免摄入这些食物。通过发现风险食物进行排除饮食，可能能够降低 IBD 复发。

三项研究支持这种治疗方法。①一项研究纳入了通过要素饮食取得缓解的 78 名 IBD 患者，随机分成两组，一组给予糖皮质激素（泼尼松 40mg/d，12 周后减停），进行健康饮食；另一组患者被要求每日增加一种新的食物，但是如果加重 IBD 症状的话就避免再进食这种食物。2 年后发现饮食治疗组比激素治疗组的复发率更低（62% $vs.$ 79%，$P=0.048$）。常见的不耐受食物包括谷物、乳糖和发酵食品。②在另一项研究中，比较了排除饮食和未加工糖类、粗纤维饮食对缓解期 CD 患者的影响，结果发现在 6 个月内，前者复发率为 30%，后者复发率为 100%。③一项时间更长的研究纳入了 31 例经过 4 周肠内营养治疗取得缓解的 CD 患者，随访 36 个月，20 例患者给予明确的排除饮食方案，其他的患者不限制饮食结构。结果发现，在坚持完成排除饮食的 14 例患者中，只有 3 例复发；而常规饮食的 11 例患者中有 9 例复发。几乎所有的复发均发生在前 6 个月。

乳糖不耐受在 UC 患者中很常见，避免摄入乳糖是有益的。患者存在有提示症状时最好进行乳糖氢呼气试验确诊。而对于限制乳糖摄入的患者应该补充维生素 D 和钙剂，以最大限度地减少骨流失。

43. IBD 患者益生菌的应用

益生菌是一些活的、非致病性微生物（例如，酵母菌、乳酸杆菌），摄入以后可以对宿主的健康和生理功能发挥潜在的积极作用。对于术后的 UC 患者，可以使用益生菌 VSL-3（每天 3 ~ 6g）预防反复发生贮袋炎。此外，一项研究发现对复发性 UC 患者使用大肠杆菌属（Nissle 1917），疗效和美沙拉嗪一致。但是目前还没有可信的数据证明益生菌对于预防 CD 复发是有效的。

44. IBD 患者其他饮食干预方法

其他饮食干预方法可以考虑尝试，但是关于这方面的数据有限且存在矛盾。

*45.*IBD 患者膳食纤维的应用

增加 IBD 患者饮食中膳食纤维是否能获益仍存在争议。膳食纤维对肠道共生菌是有益的，一些膳食纤维经过代谢可形成短链脂肪酸，可以促进结肠水钠吸收，促进黏膜愈合。

膳食纤维还可能有助于维持缓解。在一项研究中，观察了已经取得临床和内镜缓解的 UC 患者使用车前子种子（10g bid）和美沙拉嗪（500mg tid）进行维持缓解的效果，结果发现在 12 个月内车前子种子和美沙拉嗪效果一致。一项回顾性研究发现，和对照组相比，CD 患者补充膳食纤维可以减少住院率和手术率。但是，其他研究并没有表现出 CD 患者高纤维饮食能够改善临床预后。

*46.*IBD 患者抗氧化剂的应用

关于 IBD 使用抗氧化剂方面的数据仍偏少，尚不能做出推荐意见。抗氧化剂是一些能够中和氧自由基和代谢产物的物质，这些物质在炎症状态时增多，产生明显的组织损伤。在一项纳入了 57 名患者的随机对照试验中，联合使用 4 周抗氧化剂，发现氧化应激指标下降，但是疾病活动度无变化。

47. 全面营养评估和营养支持 IBD 患者的治疗是十分重要的

营养不良在 IBD 患者中十分普遍，尤其是 CD 患者。识别出需要进行营养支持的患者是很重要的。评价 IBD 患者的营养状态包括多个方面，推荐对营养不良高危的患者使用整体营养评估表联合 BMI、白蛋白和微量元素的方法评估营养状态。

对于营养不良的 IBD 患者进行营养支持是治疗中很重要的一方面，如果可能，推荐肠内营养作为第一选择。在成人中，肠内营养在 CD 的诱导缓解和维持缓解中均有效果，可以作为糖皮质激素的补充治疗。在儿童中，营养治疗可能和糖皮质激素疗效相同。大部分 IBD 患者都存在微量元素缺乏，在 CD 患者中更为常见。

全面的营养评估和营养支持（包括肠内营养、肠外营养和补充微量元素）对 IBD 患者的治疗是十分重要的，强调了治疗过程中多学科协作的重要性。

参考文献

1. Nell S，Suerbaum S，Josenhans C. The impact of the microbiota on the pathogenesis of IBD：essons from mouse infection models. Nature

Reviews Microbiology, 2010, 8 (8): 564-577.

2. Hernández NB, MañeAlmero J, Cortes I, et al. Role of Nutrition in Inflammatory Bowel Disease (IBD): New Therapeutic Approaches and Recent Outcomes. Journal of Nutritional Therapeutics, 2012, 1 : 132-137.

3. Manichanh C, Borruel N, Casellas F, et al. The gut microbiota in IBD. Nat Rev Gastroenterol Hepatol, 2012, 9 : 599-608.

4. Sarbagili-Shabat C, Sigall-Boneh R, Levine A.Nutritional therapy in inflammatory bowel disease. Curr Opin Gastroenterol, 2015, 31 (4): 303-308.

5. Ruemmele FM, Veres G, Kolho KL, et al. Consensus guidelines of ECCO/ ESPGHAN on the medical management of pediatric Crohn's disease. J Crohns Colitis, 2014, 8 : 1179–1207.

6. 中华医学会消化病分会炎症性肠病学组. 炎症性肠病营养支持治疗专家共识（2013. 深圳）. 中华内科杂志, 2013, 52 (12): 1082-1087.

7.Sara, Massironi, Roberta Elisa, et al. Nutritional deficiencies in inflammatory bowel disease : therapeutic approaches. Clinical Nutrition, 2013, 32 (6): 904-910.

8. Ahmed SF, Farquharson C, McGrogan P, et al.Pathophysiology and management of abnormal growth in children with chronic inflammatory bowel disease.World Rev Nutr Diet, 2013, 106 : 142-148.

9.Levine A, Turner D, Pfeffer Gik T, et al. Comparison of outcomes parameters for induction of remission in new onset pediatric Crohn's disease : evaluation of the porto IBD group 'growth relapse and outcomes with therapy' (GROWTH CD) study. Inflamm Bowel Dis, 2014, 20 :

278-285.

10. Sasaki M, Johtatsu T, Kurihara M, et al.Energy metabolism in Japanese patients with Crohn's disease.J Clin Biochem Nutr, 2010, 46 (1): 68-72.

11. Levine A, Wine E.Effects of enteral nutrition on Crohn's disease : clues to the impact of diet on disease pathogenesis.Inflamm Bowel Dis, 2013, 19 (6): 1322-1329.

12. Triantafillidis JK, Vagianos C, Papalois AE. The Role of Enteral Nutrition in Patients with Inflammatory Bowel Disease : Current Aspects. Biomed Research International, 2015, 2015 : 1-12.

13. Gerasimidis K, Bertz M, Hanske L, et al. Decline in presumptively protective & gut bacterial species and metabolites are paradoxically associated with disease improvement in pediatric Crohn's disease during enteral nutrition. Inflamm Bowel Dis, 2014, 20 : 861-871.

14.Sigall-Boneh R, Pfeffer-Gik T, Segal I, et al. Partial enteral nutrition with a Crohn's disease exclusion diet is effective for induction of remission in children and young adults with Crohn's disease. Inflamm Bowel Dis, 2014, 20 (8): 1353-1360.

15.Yamamoto T, Shiraki M, Nakahigashi M, et al. Enteral nutrition to suppress postoperative Crohn's disease recurrence : a five-year prospective cohort study. Int J Colorectal Dis, 2013, 28 : 335-340.

16. Hirai F, Ishihara H, Yada S, et al. Effectiveness of concomitant enteral nutrition therapy and infliximab for maintenance treatment of Crohn's disease in adults. Dig Dis Sci, 2013, 58 : 1329-1334.

17. Guo Z, Wu R, Zhu W, et al.Effect of exclusive enteral nutrition on health-related quality of life for adults with active Crohn's disease.Nutr Clin Pract, 2013, 28 (4): 499-505.

18.Cabré E, Mañosa M, Gassull MA. Omega-3 fatty acids and inflammatory bowel diseases–a 73 systematic review.British Journal of Nutrition, 2012, 107 (S2): S240-S252.

19.Wedlake L, Slack N, Andreyev HJ, et al. Fiber in the treatment and maintenance of inflammatory bowel disease : a systematic review of rando-mized controlled trials. Inflamm Bowel Dis, 2014, 20 : 576-586.

20.Bin CM, Flores C, Alvares-da-Silva MR, et al.Comparison between handgrip strength, subjective global assessment, anthropometry, and biochemical markers in assessing nutritional status of patients with Crohn's disease in clinical remission. Dig Dis Sci, 2010, 55 (1): 137.

21.Wiskin AE, Wootton SA, Cornelius VR, et al. No relation between disease activity measured by multiple methods and REE in childhood Crohn disease. J Pediatr Gastroenterol Nutr, 2012, 54 : 271.

22.Gupta N, Lustig RH, Kohn MA, et al. Determination of bone age in pediatric patients with Crohn's disease should become part of routine care. Inflamm Bowel Dis, 2013, 19 : 61.

23.Yamamoto T, Nakahigashi M, Umegae S, et al. Prospective clinical trial : enteral nutrition during maintenance infliximab in Crohn's disease. J Gastroenterol, 2010, 45 : 24.

24.Benjamin JL, Hedin CR, Koutsoumpas A, et al. Randomised, double-blind, placebo-controlled trial of fructo-oligosaccharides in active

Crohn's disease. Gut, 2011, 60 : 923.

25.Wilson DC, Thomas AG, Croft NM, et al. Systematic review of the evidence base for the medical treatmentof paediatric inflammatory bowel disease. J Pediatr Gastroenterol Nutr, 2010, 50 : S14-S34.

（董锦沛　田玉玲　整理）

维生素和矿物质在炎症性肠病中的作用

48. 各种维生素和矿物质知识简介

维生素家族是一类在化学结构上互不相关的有机物，体内不能合成，也不能大量储存于组织中，必须通过饮食摄取。它们不是构成各种组织的原料，也不能提供能量，虽然每日生理需要量很少，但在调节物质代谢过程中起着十分重要的作用（表1）。维生素可分为水溶性和脂溶性两大类，水溶性维生素主要包括 B 族维生素和维生素 C，脂溶性维生素包括维生素 A、维生素 D、维生素 E、维生素 K。

表 1 重要维生素的来源、功能及缺乏症

名称	食物来源	功能	缺乏症
维生素 A（视黄醇）	肝、禽蛋、鱼肝油、辣椒、柿子、玉米、菠菜、韭菜、胡萝卜、对虾、青鱼、沙丁鱼、大河蟹、海蟹、茶叶等	视力，上皮分化	夜盲症，干眼病，结膜干燥，膜软化，眼眶下色素沉着等 角
维生素 D（胆骨化醇、钙化醇）	鱼肝油、牛羊乳、海鱼肝脏、蛋黄、人造黄油、青鱼、沙丁鱼、海鱼油等；日光照射皮肤可制造维生素 D_3	钙调节激素前体	儿童：佝偻病 成人：骨软化病
维生素 E（生育酚）	植物油、莴苣、柑橘皮、牛肉、牛奶、胡萝卜、小麦、麦芽、花生、鸡蛋、肉类等	抗氧化剂	感觉和运动神经病变，共济失调，视网膜变性，溶血性贫血
维生素 K（凝血维生素）	肝、菠菜、白菜、西红柿、肠道菌群能合成	凝血因子，骨蛋白	出血性疾病
维生素 C（抗坏血酸 或抗坏血病维生素）	新鲜水果、蔬菜，特别是番茄、桃子、鲜枣、柑橙、蜜橘、山楂、草莓、芥蓝、雪里蕻、苋菜、甜椒等含量较高	抗氧化剂，胶原合成	坏血病，瘀点，瘀斑，牙龈出血，抑郁症，皮肤干燥，削弱伤口愈合
维生素 B_1（硫胺素）	酵母、豆、瘦肉、猪肝、牛肉、甲鱼、花生仁、五谷外皮胚芽	硫胺素焦磷酸，辅酶	脚气病，失音症，周围神经病变，Wernicke 脑病，昏迷
维生素 B_2（核黄素）	酵母、蛋、奶类、豆类、动物内脏、甲鱼、蟹、干鱼、鲜蘑菇、绿叶蔬菜等	核黄素腺嘌呤二核苷酸、辅酶	非特异性症状包括黏膜水肿，口角炎、舌炎、脂溢性皮炎（阴囊皮炎等）

（续表）

名称	食物来源	功能	缺乏症
维生素 B_3（维生素 PP、烟酸、尼克酸）	肉、肝、沙丁鱼、鲑鱼等，酵母、咖啡（速溶），谷类及花生等，人体可自色氨酸转变一部分	烟酰胺腺嘌呤二核苷酸、辅酶	糙皮病、腹泻呕吐、吞咽困难、口腔炎症（舌炎、口角炎、唇炎），头晕、痴呆、周围神经病、记忆丧失、精神错乱、紧张症
维生素 B_6（吡哆醛）	肝脏、谷粒、肉、鱼、蛋、豆类、花生	转氨酶辅因子	贫血、虚弱、失眠、行走困难、鼻唇脂溢性皮炎、唇干裂、口腔炎
生物素	牛奶、牛肝、蛋黄、动物肾脏、草莓、柚子、葡萄、瘦肉、啤酒、糙米、小麦	丙酮酸羧化酶辅因子	非特异性的症状包括精神状态改变、肌肉、感觉迟钝、厌食
泛酸	动植物细胞中均含有，以鸡蛋、豆类含量高，肠道细菌也能合成	辅酶 A	非特异性感觉异常、贫血、胃肠道症状
叶酸	肝、酵母、小麦、黄豆、绿豆、豌豆、花生、山羊、白菜、莴苣、茴菜等，小牛肝、肠道细菌可合成	一碳转移	巨幼红细胞性贫血
维生素 B_{12}（氰钴胺素）	肝、牛肝、猪心、蛤蜊、牡蛎、双壳贝、蟹、鲑鱼、肉等，肠道细菌可合成	一碳转移	巨幼红细胞性贫血、周围神经病变、本体感觉受损、精神迟缓

矿物质是人体生理功能所必需的无机元素的总称，包括常量元素和微量元素。常量元素含量较多，每日膳食需要量在100mg以上，包括钙、磷、镁、钠、钾、氯和硫（7种），其构成人体组织的重要成分（如骨骼、牙齿等硬组织大部分由钙、磷和镁组成；软组织含钾较多），维持正常的渗透压和酸碱平衡，维持肌肉兴奋，构成酶的成分或激活酶的活力，参与物质代谢。微量元素在人体内存在数量极少，但具有重要的生理功能，必须从食品中摄取，包括铁、锌、铜、锰、钴、钼、硒、铬、碘、氟、锡、硅、钒、镍（14种），其是酶和维生素必需的活性因子（谷胱甘肽过氧化酶含有硒、精氨酸酶含有锰、呼吸酶含有铁和铜），构成某些激素或参与激素作用（如甲状腺素含碘、胰岛素含锌、铬是葡萄糖耐量因子的重要组成成分、铜参与肾上腺类固醇的生成），参与核酸代谢（铬、钴、铜、锌等维持核酸的正常代谢），协助常量元素和营养素发挥作用（含铁的血红蛋白可以携带并输送氧到各个组织，不同的微量元素参与蛋白质、脂肪、碳水化合物的代谢）。

现如今，炎症性肠病（IBD）中研究较多的几种矿物质元素，如钙、铁、锌、硒等，其食物来源、功能、缺乏症见表2。

表 2 几种矿物质元素的来源、功能及缺乏症

名称	食物来源	功能	缺乏症
钙	牛奶、虾米、虾皮、鸡蛋、小麦、大豆	99%的钙用来构成骨骼和牙齿，1%的钙分布在人体软组织和细胞外液，调节人体生理生化反应	佝偻病、骨质疏松、低钙血症
铁	动物的肝脏、全血、豆类、肉类、鱼类和白菜、油菜等蔬菜	在氧的转运和细胞呼吸中起核心作用	缺铁性贫血
锌	动物性食物，如牡蛎、肉类、牛乳、植物性食物、谷物、豆类	参与体内多种金属酶的组成，保护和稳定生物膜，调节免疫，促进生长发育等	创口难愈合，免疫机制减弱，性成熟推迟，皮肤干燥粗糙，智力缺陷，味觉障碍、神经功能异常
硒	海洋动物、谷物、肉类	谷胱甘肽过氧化酶的重要组成成分，清除体内自由基，预防肿瘤、动脉硬化，消除重金属中毒	克山病（心肌坏死为特征）、大骨节病
镁	坚果类、麦麸、麦胚、绿叶蔬菜、豆类、芝麻、花生、海产品	许多酶系统的激活剂，钙离子兴奋的拮抗剂，构成骨骼和牙齿的主要成分	疲倦、恶心、肌肉痉挛、颤抖、心率加快、神经错乱、疲倦、恶心、肌肉痉挛、颤抖、心率加快
磷	广泛存在于动植物，蛋白质含量丰富的食物含磷较丰富	能量调节、骨骼钙化、体液酸碱平衡调节、遗传信息传递	佝偻病、骨软化症、低磷血症
铜	动物的肝脏、肾脏、贝类、坚果、豆类、牡蛎	维护正常造血功能和铁的代谢，维护骨骼、血管、皮肤的正常	贫血、骨质疏松、皮肤和毛发脱色；肌张力减退及精神运动性运动障碍；发育停止、嗜睡、血管破裂

49. IBD 患者维生素和矿物质缺乏或不足的机制

CD 与 UC 患者在其慢性肠道病变的病程中，可因总的膳食摄入不足、肠吸收不良、服用可干扰营养素吸收利用的药物或回肠切除手术等，可能发生某一种或者多种营养素缺乏病，包括某些维生素与矿物质缺乏或不足。

（1）营养素摄入减少：①厌食：许多 IBD 患者往往存在厌食症状，或者因进餐后腹痛与腹泻等肠道症状而减少进食。②限制性膳食：患者自己或按医嘱过于强调采用限制性膳食，避免富含乳糖的牛奶及乳制品。减少膳食中的脂肪摄入后，脂溶性维生素摄入减少。限制膳食纤维摄入，避免蔬菜、水果及全谷类食品。③肠段狭窄：造成肠道慢性不全梗阻。

（2）营养素吸收减少：①广泛小肠黏膜病变，例如回肠病变引起维生素 B_{12} 吸收不良与缺乏，因为肠道摄取内因子结合性维生素 B_{12} 的受体位于回肠肠细胞的刷状缘膜。细菌与肠黏膜竞争摄取与利用营养素（游离的以及内因子结合的维生素 B_{12} 更容易被肠内细菌利用）；近端小肠病变则更倾向于钙和铁吸收不良。②服用治疗 IBD 的药物可能影响营养素吸收。例如，柳酸偶氮磺胺吡啶（SASP）是肠内叶酸吸收的竞争性抑制剂，从而可引起叶酸缺乏（尤其是叶酸摄入量处于边缘状态者）；糖皮质激素是 IBD 患者发生钙吸收不良及骨质疏松的重要原因；胆胺可使某些患者脂肪泻加重，加速脂溶性维生素的丢失。

（3）营养素丢失过多：①病变的胃肠道过多地分泌与丢失营养素。②由于胃肠道出血，可导致铁缺乏与贫血。③腹泻可能导致钾、镁与锌等矿物质与微量元素的丢失过多。脂肪泻更可导致二价阳离子丢失，包括镁、钙与锌等。

（4）营养素需要量增加：①延缓 IBD 的肠道病变恢复与愈合、瘘管的愈合等。②幼童或青少年患者的生长与发育延迟。③并发代谢性骨病、闭经、生育障碍、免疫功能低下等。

50. 各种维生素在 IBD 中的研究现状和作用

（1）水溶性维生素

①叶酸：在早期的一系列研究中，叶酸缺乏症存在于 20% ~ 60% 的成人 IBD 患者中，这在最近十年的研究中并不常见。这种历史性的差别可能反映出内科治疗的变化（如柳氮磺胺吡啶应用减少）和（或）通过药物或食物摄入

高水平叶酸的结果。在近年一系列新诊断的儿童 IBD 患者中，与健康对照相比，叶酸浓度正常甚至偏高，这一发现的临床意义还有待确定。

IBD 患者的饮食中叶酸含量常常不足。另外，柳氮磺胺吡啶治疗可能加剧叶酸缺乏，因为该药磺胺部分能够在肠腔内结合叶酸，导致其无法吸收。在其他氨基水杨酸类药物中不存在这种现象，如美沙拉秦。甲氨蝶呤治疗（一种叶酸拮抗剂）也能够导致叶酸缺乏。叶酸缺乏可能导致 IBD 患者出现贫血。

回顾性研究提出了这样的可能性：叶酸补充剂可预防发育不良和结直肠肿瘤。另一项研究提示这只存在于具有高血浆同型半胱氨酸水平的亚组患者。

对应用柳氮磺胺吡啶或甲氨蝶呤的 IBD 患者治疗普遍推荐应用叶酸补充剂，对实验室发现血清叶酸水平偏低的患者也推荐应用。然而，对其他 IBD 患者应用叶酸补充剂的证据不足。

②维生素 B_{12}：大约 20% 的成人和儿童 CD 患者存在维生素 B_{12} 缺乏的实验室检查证据，尽管新确诊的 IBD 儿童患者中很少出现。维生素 B_{12} 缺乏的原因包括回肠末端病变、回肠末端切除、胃炎和细菌过度生长。维生素 B_{12} 缺乏能够导致 IBD 患者贫血发生率增加。

需要对所有回肠 CD 患者和回肠切除患者定期监测血清维生素 B_{12} 水平。可以通过检测血清同型半胱氨酸水平和甲基丙二酸来诊断维生素 B_{12} 缺乏。通常采用的治疗方案为：肠外（即肌内注射或深部皮下注射）给予维生素 B_{12}，1000μg（即 1mg）/d，连用 1 周，此后每周 1mg，连用 4 周。在 IBD 患者，若手术切除末端回肠，基础疾病持续存在，则此后每月 1mg，终生用药。虽然推荐用药剂量低于上述剂量（即采用 100μg 代替 1000μg），但是上述潜在的"过度治疗"很少会带来不良影响，因为肠外应用维生素 B_{12} 价格低廉、相对无毒，并且超过需要量的药物会从尿液中排出，不造成危害。相反，低剂量给药会造成治疗反应缓慢。

③烟酸：血浆烟酸浓度低在 CD 患者中常见，但出现有临床表现的烟酸缺乏症则较为罕见。一项对缓解期成人 CD 患者进行的研究发现，77% 的患者存在血浆烟酸浓度低。

（2）脂溶性维生素：脂溶性维生素缺乏（维生素 A、维生素 D、维生素 E 和维生素 K）可以发生在合并有脂肪吸收不良的 CD 患者中。由于末端回肠疾病或切除而导致胆汁酸缺乏（因为机体在回肠末端对胆汁酸进行主动重吸收），或者使用如考来烯胺等能与胆汁酸结合的药物，可能导致脂肪吸收不良。目前，IBD 患者脂溶性维生素的推荐摄入量与健康个体的推荐摄入量相同。然而，活动期 IBD 患者这些维生素缺乏症的风险似乎升高，所以需要对这类患者进行有重点的咨询和监测。

①维生素 A：维生素 A（视黄醇）缺乏已在 IBD 患者中有过描述。一项关于 CD 成人患者的研究发现，5% 的患者有临床上显著的维生素 A 缺乏，以暗适应受损为特征。维生素 A 的血清水平低并不总是提示临床维生素 A 缺乏，因为这种结果也可由低蛋白血症导致。维生素 A 被认为是一种抗氧化剂，但尚没有明确的证据表明维生素 A 或其他抗氧化剂的缺乏是否参与了 IBD 中炎症的发病机制。

应避免过度补充维生素 A，因为大量摄入维生素 A 会导致骨折风险增加以及包括假性脑瘤在内的其他后果。

②维生素 D：维生素 D 缺乏在 IBD 患者中常见。在一项研究中，25% 的成人 CD 患者的血清 25- 羟基维生素 D [25 (OH) D] 浓度不足（< 10ng/ml）。关于儿童的研究报道，6% ~ 36% 的 IBD 患儿存在 25(OH)D 浓度不足（< 15ng/ml）。一些因素可能导致了不同报道中维生素 D 浓度的差异，其中包括遗传和环境因素（饮食和日照），以及与 IBD 本身相关的因素（吸收不良和厌食）。此外，一项关于儿童的研究表明 IBD 与维生素 D 代谢异常有关，以下情况反映了这一点：25（OH）D 浓度 < 30ng/ml 的患儿亚组中甲状

旁腺激素 (PTH)浓度没有继发性升高，且患儿体内25(OH)D向1，25-羟基维生素D的转化受损。这些作用可能受炎症细胞因子的调节，炎症细胞因子可抑制PTH和肾1-α羟化酶活性。维生素D缺乏是IBD患者发生骨病的几种机制之一。

对IBD患儿和成人患者的维生素D推荐摄入量与健康个体的推荐摄入量相同，即根据美国医学研究所2010年的一项报告，推荐摄入量为600U/d。因为IBD患者维生素D缺乏和代谢性骨病的风险增加，所以我们建议通过有重点的膳食咨询来加强维生素D的摄入推荐，并在必要时通过补充剂来增加维生素D的摄入量。

存在吸收不良或已确诊为维生素D缺乏的个体可能需要更高剂量的维生素D来达到血清25(OH)D的目标水平。对于这些患者，应通过测量血清25 (OH) D来确认钙和维生素D的补充是否充足；有些还要测量PTH水平，因为PTH水平升高为临床显著的维生素D缺乏或钙吸收不良提供了额外的证据。

因为维生素D具有免疫调节作用，所以已被研究作为一种可能的IBD辅助治疗。尚没有足够的证据可确定补充维生素D在IBD辅助治疗中是否有效。

③维生素E：维生素E作为自由基清除剂，可以保护细胞膜免受过氧化反应的影响。γ-生育酚是其中一种维

生素 E 形式，具有抗炎症作用，但维生素 E 补充剂中不包含该形式。

大多数 IBD 患者的维生素 E 摄入量低于推荐摄入量。与健康对照相比，成人 IBD 患者的维生素 E 平均水平较低，但在一项关于 IBD 患儿的病例系列研究中发现的情况并非如此。血清维生素 E 水平不足（如小于 0.5mg/dl)并不常见。

有人认为维生素 E 和其他抗氧化维生素的耗竭可能参与了 IBD 的发病机制，但这些途径目前还未明确。不推荐大剂量补充维生素 E，因为目前没有临床数据说明大剂量补充维生素 E 对 IBD 患者的益处。

④维生素 K：维生素 K 是骨钙素羧基化过程中的一个辅因子，骨钙素是钙沉积于骨骼所必需的一种蛋白质。维生素 K 缺乏可能是 CD 患者骨密度降低的一个原因。然而，这种关联是基于间接证据得出的，目前尚不确定 IBD 患者补充维生素 K 是否可以帮助预防或治疗骨病。

（3）抗氧化维生素：CD 患者比健康个体的氧化应激水平更高，即使当他们的疾病相对静止时也是如此。一项关于成人 CD 患者的研究表明，与健康对照组相比，氧化应激（通过测量呼出气中的戊烷和乙烷含量）与 CD 之间存在关联。其他研究证实，与健康对照相比，CD 或溃疡性结肠炎患者的总抗氧化能力更低。

这些观察结果提出了这样一种可能性，即膳食抗氧化剂的耗竭促进了 IBD 患者的氧化应激。事实上，一些研究已证实 CD 患者的抗氧化维生素 [维生素 C、维生素 A（α - 胡萝卜素和 β - 胡萝卜素）、番茄红素和 β - 隐黄素] 血浆浓度较低。在与之相似的一组 CD 患者中，补充大剂量维生素 E（800U）和维生素 C（1000mg）可以显著降低氧化应激的实验室测量值。其他一些随机试验使用了不同组合的较小剂量的抗氧化剂，发现这样的方法通常可减少氧化应激的测量值，但其并没有显示出对疾病活动度的作用。另一项试验表明，使用一种抗氧化剂混合方案治疗减少了患者对糖皮质激素的需求。

由于这些试验中抗氧化剂的组合，剂量和所采用的结局指标有很大差异，所以尚不确定这些研究结果的临床意义。因此，没有直接证据表明补充抗氧化维生素可减轻 IBD 患者的炎症。此外，补充大剂量维生素 A 或维生素 E 可能分别会对骨骼或心血管健康产生不良影响，因此不推荐使用。

51. 各种矿物质在 IBD 中的研究现状和作用

（1）铁：文献综述表明，35% ~ 90% 的成人 IBD 患者存在铁缺乏。铁缺乏对患者的生存质量有显著的负面影响，并且可以导致儿童和青少年患者的发育和认知异常。

IBD患者的铁缺乏通常是由慢性失血导致的。抑制促红细胞生成素的产生以及促炎症细胞因子、活性氧代谢物和一氧化氮导致铁代谢改变共同引起了贫血，这种情况被称作慢性炎症性贫血（慢性病性贫血）。基于已发表的证据，虽然当存在慢性炎症导致的铁限制性红细胞生成时，口服铁剂往往不能有效地治疗铁缺乏，但静脉给予铁剂是安全且有效的，并且发现当与英夫利西单抗联合使用时特别有效。

IBD患者应该通过检测血红蛋白、铁蛋白和C反应蛋白（CRP）来定期筛查是否存在铁缺乏。铁蛋白是一种急性期反应物，这一事实使得对铁蛋白检查结果的解读变得很复杂。由于发生炎症时血清铁蛋白水平会升高，所以处于IBD活动期或有急性感染的患者可能会有一个"虚假的"正常铁蛋白浓度。对于没有炎症的生化和临床证据的患者，血清铁蛋白小于30μg/L提示铁缺乏。当炎症存在时（CRP升高提示炎症存在），血清铁蛋白水平低于100μg/L则应被视为异常。除此之外，存在低白蛋白血症的患者的血清铁蛋白可能呈假性正常。

关于补铁，IBD患者有着独特的困难。口服补铁可潜在地恶化IBD的症状和（或）活动度。现有数据表明，虽然许多患者能够耐受口服补铁且没有疾病活动度的加剧，但某些患者会出现胃肠道不良反应，其中一部分不良反应可能是因 IBD 的活动度加剧所致。虽然还没有广泛研究过不耐受口服铁剂的患者的比例，但部分数据表明这一比例可能高达 25%。然而，目前还没有 IBD 患者口服铁剂耐受与不耐受的明确定义和预测指标。非吸收性铁剂可能通过释放活性氧的芬顿反应来恶化 IBD 症状和加重肠道炎症。吸收不良也可能会限制口服铁剂的治疗效果，尤其对于有肠道黏膜病变的患者。总之，这些与不耐受和吸收不良相关的问题能明显地限制口服铁剂补充 IBD 患者体内铁储备的效用，尤其是在铁持续性丢失的情况下。最后，理论上有顾虑，认为口服铁剂可能会增加机体的氧化应激，从而通过增强炎症导致的氧化损伤和上皮增生而促使 IBD 患者发生癌变；虽然这种顾虑主要基于动物模型，但尚不清楚这些观察结果对于人类 IBD 患者是否具有重要的临床意义。

在整个欧洲和英国，静脉给予铁剂而非口服补铁是治疗并发于 IBD 的铁缺乏的首选疗法。与口服铁剂相比，静脉给予铁剂更有效、耐受性更好，并且能更大限度地改善患者的生存质量，且不良事件少得多。

①口服补铁：口服剂型更方便且更便宜，可被用作 IBD 活动度且贫血程度均较轻微的患者的一线治疗选择。

成人静脉补铁的指征包括严重贫血或 IBD 活动度较强、口服不耐受、口服补铁疗效不足或患者偏好。

②静脉补铁：在静脉剂型中，蔗糖铁在 IBD 患者中被研究得最为广泛，其似乎耐受性很好且有效。一项多中心随机对照试验表明，对于纠正 IBD 患者的血红蛋白和铁储备，静脉给予蔗糖铁治疗的效果优于口服铁剂治疗。静脉给予蔗糖铁的一个缺点为每次输注铁的剂量限制为 300mg，这是由于使用较高剂量时会引发输液反应，而这种输液反应是因为与碳水化合物核心结合得不那么紧密的铁成为游离铁而导致的。尽管静脉用葡萄糖酸高铁复合物（FGC）对 IBD 患者的效力和安全性还没有接受过直接评估，但在没有蔗糖铁的医疗中心可以选择将其作为替代制剂。然而，FGC 也受单次注射剂量限制的影响。因为贫血的 IBD 患者通常缺铁量达到 1000mg 或更多，所以上述剂量限制意味着如果使用蔗糖铁或 FGC，那么就无法通过单次输注来完成完整的铁补充治疗。然而，其他静脉用铁制剂可以含有高达 1000mg 的铁量，通常可以通过单次输注来实现全部的铁补充。低分子量右旋糖酐铁（INFeD）可按 1000mg 输注，持续 1 小时。因此，如果能够在不降低效力且不增加不良事件的前提下显著节省费用，则可摒弃多次输注蔗糖铁或 FGC 的方式。

建议尽管现有数据有限，但我们仍建议有铁缺乏证据的 IBD 患者采用以下方法补铁：①对于 IBD 活动度为轻度且有轻或中度贫血（女性和儿童的血红蛋白 10 ~ 12g/dl，男性的血红蛋白 10 ~ 13g/dl）的 IBD 患者，我们建议最初尝试经口途径补铁。②对于疾病活动度为中到重度或有严重贫血的成人 IBD 患者，或者不能耐受口服铁剂或对口服铁剂反应不恰当的成人 IBD 患者，我们建议采用静脉补铁。这种方法与欧洲的指南一致，该指南推荐血红蛋白<10g/dl、不能耐受口服铁剂或对口服铁剂有不适当的反应（如果血红蛋白浓度在治疗 4 周内至少增加了 2g/dl 或达到正常水平，则被认为反应适当）、肠道疾病活动度为重度、同时使用了促红细胞生成药物治疗，或者偏好静脉补铁的患者，使用静脉铁补充剂。③对儿童和青少年 IBD 患者的推荐意见与成人相同。儿童和青少年 IBD 患者中静脉用铁剂的安全性已得到证实。④口服或静脉补铁不能纠正贫血可能提示铁缺乏的诊断错误，或是存在慢性病性贫血（慢性炎症性贫血）。对于这些患者，在治疗方案中增加促红细胞生成素也许能改善贫血。

（2）锌：多达 65% 的 CD 患者的血清锌浓度下降。然而，血清锌的水平随血清白蛋白而变化，并且与体内锌总储备的关联性较差，有临床意义的锌缺乏可能很少见。锌缺乏状态往往是通过血清碱性磷酸酶浓度降低反映出来的，因为碱性磷酸酶是一种锌金属酶。

锌的过度丢失可能见于接受了造瘘术、存在瘘管和有剧烈腹泻的患者，或者见于那些长期使用未添加微量元素的肠外营养的患者。皮肤改变是锌缺乏最独特的表现。皮肤表现通常包括常出现在面部和肛门 - 生殖器区域的干燥鳞屑状湿疹斑块，皮损通常类似银屑病。在 IBD 患者中还有许多其他非特异性的临床表现（如生长障碍），这些非特异性表现更可能是由锌缺乏之外的机制所导致。

对于有锌缺乏症状的 IBD 患者，采用补充剂量的口服或肠外锌制剂进行治疗。在临床实践中，我们也会对无症状的低血清锌浓度患者补锌，使用 10 ~ 15mg/d 锌元素的维持剂量，这是因为锌缺乏的症状可能较轻微，且以这些剂量补锌通常是安全的。因为补锌有助于慢性腹泻的治疗，所以超生理剂量的锌补充被认为可能是有助于 IBD 患者治疗的辅助手段。一项关于缓解期 CD 患者的小型非对照研究表明，补锌可以降低肠道通透性。偶尔会给予 CD 患者抗氧化剂组合治疗，而锌也是其中的一个常见成分，但支持这种做法的证据很少。

（3）钙：大约 13% 的成人 CD 患者存在钙吸收不良。钙吸收不良的发生可能是由钙与肠腔内未消化的脂肪相结

合及回肠缺失导致维生素 D 缺乏所致，也可能是遗传因素
和炎症细胞因子的影响造成的。此外，患者在膳食中可能
未摄入足够的钙。负钙平衡是促使 IBD 患者发生骨病的数
个因素之一。

儿童和成人 IBD 患者钙元素的推荐摄入量与一般人群
的推荐摄入量相同：1 ~ 3 岁 700mg/d；4 ~ 8 岁 1000mg/d；
9 ~ 18 岁 1300mg/d；男性和绝经前女性 1000mg/d；绝经
后女性和超过 70 岁的男性 1200mg/d。

为了尽量降低代谢性骨病的风险，应对 IBD 患者进行
有重点的营养咨询，并且按照需要给予钙补充剂以达到钙
摄入量的推荐目标，这对于使用糖皮质激素治疗的患者尤
其重要。对于小肠广泛性 CD 的患者，可能需要稍微更高
剂量的钙剂。

负钙平衡通常不会引起低钙血症。如果血清总钙浓度
较低，则可能是由低白蛋白血症导致的，低白蛋白血症会
降低总的血浆钙浓度而不影响有重要生理意义的游离（离
子）钙浓度。如果血清游离钙浓度较低，这可能是由合并
的维生素 D 缺乏症或甲状旁腺功能减退所致。

（4）磷酸盐：因为肾脏的快速适应性，单纯磷酸盐摄
入量不足很难导致磷酸盐耗竭。然而，在慢性腹泻患者中，
磷酸盐和维生素 D 吸收不良可导致磷酸盐储备耗竭。在营

养不良的患者中，突然增加营养可导致急性低磷血症（再喂养综合征）。因此，有 CD 和慢性腹泻的营养不良患者存在低磷血症的风险，需要密切监测血磷和补充磷酸盐。

（5）硒：硒天然存在于肉类、谷物和鱼中。它有多重生物学作用。它是抗氧化剂谷胱甘肽过氧化物酶的组成成分之一，也是形成甲状腺激素所必需的物质。长期硒缺乏的临床表现包括大红细胞症、肌肉功能障碍、心肌病和脑炎。

与健康个体相比，成人或儿童 IBD 患者全血中的硒浓度和谷胱甘肽过氧化物酶活性往往略低，但硒缺乏的生化或临床证据很少见。硒水平不足更常见于小肠切除＞200cm 的 CD 患者和接受单纯肠内营养的患者。一些报道描述了长期接受不含微量元素的肠外营养的 IBD 患者出现了可能威胁生命的硒缺乏的临床表现。

同锌一样，硒有时也是偶尔会给 CD 患者使用的抗氧化剂组合的一个成分，但支持这种做法的确凿证据很少。

（6）铜：铜是许多酶复合物中的一种必需微量元素，并且铁的正常吸收也需要铜。铜缺乏的临床表现包括毛发形态异常、皮肤脱色和小细胞性贫血。铜缺乏的神经系统表现包括与维生素 B_{12} 缺乏类似的神经系统表现，如共济失调、神经病变和认知障碍。

大部分成人和儿童 IBD 患者不会表现出铜缺乏；相反，

一些病例系列研究报道这些患者的铜水平相对较高。然而，铜的丢失增加可见于那些有剧烈腹泻、瘘管或接受了造瘘术的患者，或者那些持续使用不含矿物质补充剂的肠外营养支持的患者。因为铜和锌在空肠中竞争性吸收，所以大剂量的锌（如长期摄入锌补充剂）会导致铜缺乏。

（7）镁：IBD 患者发生镁缺乏的原因可能包括经口摄入减少、吸收不良、肠道丢失增加或使用镁含量低的肠内营养配方。镁缺乏可能会促进骨质减少。轻度或慢性镁缺乏症可以通过口服氯化镁来补充。然而，经口大剂量补镁可导致腹泻，所以对于血清镁浓度非常低的患者，通过肠外途径补镁可能是必要的。

52.IBD 患者应用维生素和矿物质的几点建议

IBD 患者营养状况的实验室监测取决于患者的疾病活动度和病变部位、一般营养状况，以及具体的危险因素（如单纯肠外或肠内营养）。在实践中，几点建议如下：

（1）对于静止期 IBD 患者，每次就诊对其常规进行全血细胞计数检查，其中包括用于筛查铁缺乏的红细胞参数。每 1 ~ 2 年测量一次维生素 D[测量 25（OH）D]。同时检测血清白蛋白，但将血清白蛋白作为蛋白质丢失和疾病活动度的标志物，而不是蛋白质摄入量的标志物。

（2）对于处于 IBD 活动期的患者、CD 累及小肠的患者、生长期的儿童或使用可能会影响营养状况的药物的患者，上述检查应进行得更为频繁（例如，定期测量接受柳氮磺吡啶或甲氨蝶呤治疗的患者的叶酸水平）。

（3）对于 CD 患者，每 1 ～ 2 年测量一次维生素 B_{12}，对于那些有末端回肠病变的患者会检查得更为频繁。对于慢性腹泻、处于小肠疾病活动期的患者或是再喂养期间的严重营养不良患者，测量钙、磷和镁的水平。

（4）根据疾病的严重程度和病变位置，可能也需要检测维生素 A 和维生素 E 的血清浓度、凝血酶原时间和锌含量。高脂血症降低了维生素 E 的有效组织浓度，应该根据血清脂质水平对实验室检查结果进行校正。甲状旁腺激素的测量对具有骨病或低 25（OH）D 血清水平的患者有一定帮助。

（5）通常不会检查患者是否有硒或铜缺乏，除非患者有剧烈腹泻且表现出营养缺乏的其他体征，或者存在营养缺乏的其他危险因素，如通过肠外或肠内营养摄入不足。

（6）因为维生素缺乏在 IBD 患者中普遍存在，所以建议使用复合维生素和矿物质补充剂。

参考文献

1.Alkhouri RH, Hashmi H, Baker RD, et al. Vitamin and mineral status in patients with inflammatory bowel disease. J Pediatr Gastroenterol Nutr, 2013, 56 (1): 89-92.

2.Pappa HM, Langereis EJ, Grand RJ, et al. Prevalence and risk factors for hypovitaminosis D in young patients with inflammatory bowel disease. J Pediatr Gastroenterol Nutr, 2011, 53 (4): 361-364.

3.Prosnitz AR, Leonard MB, Shults J, et al. Changes in vitamin D and parathyroid hormone metabolism in incident pediatric Crohn's disease. Inflamm Bowel Dis, 2013, 19 (1): 45-53.

4.Nicholson I, Dalzell AM, El-Matary W. Vitamin D as a therapy for colitis : a systematic review. J Crohns Colitis, 2012, 6 (4): 405-411.

5.Crary SE, Hall K, Buchanan GR. Intravenous iron sucrose for children with iron deficiency failing to respond to oral iron therapy. Pediatr Blood Cancer, 2011, 56 (4): 615-619.

6.Plummer ES, Crary SE, Mc Cavit TL, et al. Intravenous low molecular weight iron dextran in children with iron deficiency anemia unresponsive to oral iron. Pediatr Blood Cancer, 2013, 60 (11): 1747-1752.

7.El-Tawil AM. Zinc supplementation tightens leaky gut in Crohn's disease. Inflamm Bowel Dis, 2012, 18 (2): E399.

（张维　整理）

白细胞分离术在炎症性肠病中的
应用越来越广泛

　　目前 IBD 的发病机制仍不明确，但大量研究已证明它是一种由多条通路参与的复杂的自身免疫过程。同其他自身免疫疾病一样，IBD 活动期，尤其是病情较重的患者，可以观察到体内炎症因子和循环免疫复合物水平的增加。不仅如此，这些患者还可以观察到循环中粒、单核巨噬细胞系统的增加，表现为数量增加、活性升高和寿命延长，而且在病变局部的病理切片中也可见到大量中性粒细胞和单核细胞的浸润。

　　早在 2000 年就有人发现中性粒细胞肠黏膜的浸润水

平与肠道炎症相关。受局部免疫炎症的刺激，这些浸润于病变局部的炎症细胞侵入黏膜组织，释放降解蛋白酶、活性氧衍生物及促炎因子（如 IL-2、TNF-α 等），从而引起广泛的黏膜损伤。因此，应用一定的方法去除这些具有强大致炎力的活化炎症细胞将对 IBD 患者的病情起到一定的缓解作用。对常规药物治疗无法控制的顽固性 IBD 患者，采用体外血液净化的方法，即通过滤过、吸附等方法去除外周血中的白细胞（包括中性粒细胞、单核细胞和淋巴细胞），以减轻致炎细胞及其释放的物质对机体的免疫攻击，可能能够达到缓解和改善症状，保护器官的目的，对缓解病情有利。

基于这种思路，1980 年就有人尝试用离心式的血液分离法进行淋巴细胞血浆提取术，虽然取得了令人鼓舞的疗效，但因耗费大量血浆（每次治疗 3.5L）及金钱，未能进一步推广。后来 Brick 等对装置进行多次改良，最终制成了通过调节转速而特异性除去 T 淋巴细胞的血浆分离仪。Brick 等将此方法命名为 T 淋巴细胞去除术（T lymphocytopheresis）。由于其并非仅淋巴细胞被分离，因而正确命名应为白细胞分离法（LCAP）。这种改良的方法节省了大量血浆，每次治疗费用从 14 000 美元降低至 450 美元。Brick 改良后的方法对克罗恩病明显有效，但因需要保留深静脉通路，出现了较多的血管通路和贫血的并发症，最终不能被临床所接受。

20 世纪 80 年代末，人们发明了白细胞吸附滤过器分离法取代离心法。该方法克服了离心式分离白细胞的缺点，可以高于离心法 4 倍吸附外周血白细胞，而不吸附红细胞，治疗后外周血细胞成分也很快达到平衡状态，无明显的血浆或其他血液成分损失，而且治疗花费不高。自此，现代意义上的 LCAP 正式成形并投入临床使用。

LCAP 的特点是高效率吸附外周血中的白细胞而保留红细胞，其白细胞吸附的确切机制还不是很清楚，主要是物理学和生物学相结合的过程。目前市面上的白细胞吸附滤过器主要来自两家生产商，Asahi Medical 研制的 Cellsorba 和 Japan Immunoresearch Laboratories 开发的 Adacolumn。Cellsorba 是用一种叫 Polyester 的亲水性高分子微纤维无纺布制成的滤过装置，血液流经 cellsorba，特制的高分子纤维可以选择性捕捉并吸附那些活化的白细胞（以淋巴细胞和粒细胞为主，包括单核细胞和部分血小板）。Adacolumn 的吸附柱为双乙酸盐纤维素珠（G-1），以吸附单核细胞和粒细胞为主。两种血液吸附器外壳都有血液入口和出口，外壳的设计必须保证血液与吸附介质充分接触，但不会滞留血液。抗凝血经过特殊的吸附介质时，可以选择性捕捉并吸附被激活的、有致炎作用的白细胞和部分血小板，经过净化后的血液回输到体内，减轻了机体的炎症负荷，达到治疗疾病的目的。

在抗凝血液经入口流入白细胞吸附过滤器时，血液与滤器高分子纤维接触，血浆中的IgG片段和免疫复合物通过物理作用吸附在高分子纤维上，这些免疫复合物将进一步激活补体片段C3a、C5a、C3bi等，在吸附器内发生类似于炎性局部的炎症反应，这些炎症反应将会趋化血液中的中性粒细胞与单核细胞，它们与IgG和免疫复合物相遇后，会暴露Fcγ结合位点，与循环中C3bi相结合，从而结合到IgG和免疫复合物上，释放活性氧，形成炎症灶，而血液中的其他有形和无形成分则经过滤器出口回输体内。经滤器流出的血液其白细胞计数将出现一过性下降。但边缘池，即脾脏和网状内皮系统内存在大量附壁的白细胞，循环血白细胞计数降低后，这些"候补"的白细胞将离开边缘池进入血液循环，以补充丢失部分，所以治疗结束后外周血白细胞计数不但不会下降，还可能有所上升。Sawada等通过流式细胞仪检测LCAP治疗前后白细胞计数的变化，发现白细胞计数在LCAP的第1个30分钟减少了40%，但治疗后20分钟增加到治疗前的170%。而且，流式细胞仪的研究显示，被吸附的白细胞主要是激活的和黏附因子阳性的白细胞，而治疗后快速补充的来自于血管壁、脾脏和淋巴结释放的白细胞是 HLA-DR 和黏附因子阴性的白细胞，即尚未激活、缺乏致炎能力的白细胞，所以尽管外周血白细胞计数并没有下降，白细胞的致炎能力已经有了明显的削弱。单核细胞原理相同，另有研究提示单核细胞有两种主要表型：经典型 CD14-CD16- 和促炎型 CD14+CD16+。CD14+ CD16+ 的促炎作用表现在可释放大量肿瘤坏死因子 TNF-α、白细胞介素 IL-12 等促炎因子而产生较少的 IL-10 等抗炎因子。该研究表明 Adacolumn 选择性白细胞吸附疗法中吸附柱通过选择性去除 CD14 + CD16 + 单核细胞发挥抗炎作用。

LCAP 的抗炎作用除了清除致炎细胞以外，该疗法在降低 IBD 循环中促炎因子水平、提高抗炎因子水平中也有显著作用。Sawada 曾对 LCAP 治疗 UC 有效组和无效组进行过比较，发现有效病例普遍存在治疗前细胞因子 TNF-α、IL-1B、IL-2、TNF-γ 和 IL-8 增高，治疗后减低，而无效的病例没有看见此改变。另一项研究发现 LCAP 治疗后循环中可溶性 TNF-α 受体 I 和 TNF-α 受体 II 水平升高，而它们可以与膜受体竞争性结合 TNF-α 阻断其后续促炎作用。Yagi 等通过基因芯片分析 Adacolumn 选择性白细胞吸附疗法治疗后致外周血单个核细胞（peripheral blood mononuclear cell，PBMC）表达模式的变化，发现治疗后包括 IL-8、IL-6、IL-1β、TNF-α、IFN-l 在内的促炎因子的基因表达下降，而 IL-10、转化生长因子（TGF）B 和 IL-lra 等抗炎因子的基因表达上升。

LCAP 不仅调节循环中的促炎 - 抗炎因子水平，而且其对黏膜中细胞因子也有影响。有研究发现 LCAP 疗法可下调 L-selectin 在白细胞中的表达，从而在初始阶段影响细胞与血管内皮黏附，达到抑制白细胞迁移的作用。Nakamura 等发现 Adacolumn 选择性白细胞吸附疗法治疗后内皮素 -1（endothelin-1，ET-1）水平明显下降，而局部炎细胞产生 ET-1 可能通过加强血管收缩引起肠道缺血从而加重肠道炎症。Aoki 等发现 Adacolumn 选择性白细胞吸附疗法治疗后粒细胞 Toll 样受体（TLR）2 的表达下调，已知不适当的 TLR 信号可促进 IL-8、IL-16 和 1 型干扰素（IFN-1）的过表达而导致强炎症反应。

除了下调炎症水平，减少黏膜损伤以外，LCAP 对黏膜修复也有积极作用。由于吸附治疗后白细胞减少，骨髓造血会得到一定程度的动员，在这一过程中骨髓来源的血管内皮祖细胞（endothelial progenitor ceil，EPC）也会受到动员而进入循环中，并迁移至局部进行重内皮化和组织修复。这一现象已在动物试验中得到证实。同时，目前已知

IL-I 受体拮抗剂（IL-lra）在抑制黏膜炎症中起重要作用，而肝细胞生长因子（HGF）可促进黏膜上皮再生从而在溃疡愈合中发挥作用。有研究发现人全血细胞与 Adacolumn 白细胞分离术介质共孵化 60 分钟后可产生大量 IL-lra 和 HGF，对促进黏膜愈合起到一定作用。

虽然 IBD 的确切病因还不很清楚，但是目前已知与基因、环境和免疫系统相互作用有关，最终的肠黏膜细胞损伤是免疫介导的致炎白细胞所致。传统的 IBD 治疗包含 5-氨基水杨酸、激素、免疫抑制剂或生物制剂，仍有部分患者缺乏满意应答。目前已有较多文献报告 LCAP 对难治性 IBD 是有效、安全的，尤其是难治性 UC 和 CD。Kosaka 应用 LCAP 治疗活动性 CD18 例，其中 14 例（77.8%）营养参数、CDAI 评分与治疗前比较有改善。2001 年日本组织的多中心、随机对照临床研究报告 LCAP 治疗 UC 患者 105 例，与皮质类固醇组对照，LCAP 组有效率为 58.5%，显著高于对照组的 44.2%（$P=0.045$），同时 LCAP 组不良反应发生率（8.5%）显著低于对照组（42.9%），提示选择性白细胞吸附疗法治疗可减少溃疡性结肠炎患者的激素剂量、缩短达到缓解的时间及推迟复发，且不良反应小。进一步的研究认为对重症、急症及难治性 UC 患者活动期的病变改善以及使其及早进入缓解期有明确疗效。由于获得了 A 级 I b 的循证医学证据，2001 年对于 UC 的 LCAP 治疗已被纳入日本国民医疗保险。

LCAP 疗法不仅对活动期炎症性肠病有明显疗效，而且经 LCAP 治疗缓解的患者可以维持较长时间的缓解状态。Hanai 等对 31 例严重激素抵抗的溃疡性结肠炎患者和 8 例未使用过激素的患者进行 LCAP 治疗。经 12 周规律治疗后，81% 糖皮质激素抵抗患者和 88% 未使用过激素者临床症状明显减轻。在 1 年后，30 例对治疗有效的患者有 26 例保持病情缓解，其中 20 例一直服用硫唑嘌呤和硫嘌呤，7 例接受了进一步的两周 1 次的分离术治疗，剩余患者继续服用美沙拉嗪。

LCAP 目前更多作为传统治疗方法无效患者的一种"补救"式治疗，但实际上，LCAP 对炎症性肠病患者的好处可能超出了常规认识。有报道对 20 例平均 CAI 为 8.6 的未使用过激素的溃疡性结肠炎患者使用 LCAP 疗法，在 5 周连续治疗后，有 17 例（85%）患者达到临床缓解且 CAI 保持在 3。因此，选择性白细胞吸附疗法可减少早期轻度或中度活动度的溃疡性结肠炎患者激素使用量，尤其是尚未使用激素的患者大部分均可经治疗受益而免于使用激素。

LCAP 在儿童患者中应用的安全性也有了一定证据。

Tomomasa 等就 Adacolumn 分离术对儿童溃疡性结肠炎患者的有效性及安全性做了回顾性研究，12 例难治性的溃疡性结肠炎患儿（12.2 岁 ±3.1 岁）连续接受治疗 5 ～ 10 周，8 例患者病情得到缓解。其中 4 例缓解时间达（22.8±18.1）个月，且无明显不良反应。在另一报道中，4 例溃疡性结肠炎患儿（11 ～ 17 岁）接受每周 1 次，连续用 5 次的 Adacolumn 选择性白细胞吸附疗法治疗，其中 3 例全结肠炎、1 例溃疡性直肠炎，2 例激素抵抗、2 例激素依赖。研究显示 2 例患者在应用 2 次治疗后显著有效，但有持续的便血。另外 1 例患者无效而最终采用全结肠切除术。

　　LCAP 疗法对克罗恩病治疗中的作用在同样公开的临床试验中得以证实。2003 年，Matsui 等在 7 例传统药物治疗无效的活动期 CD 患者中进行 Adacolumn 选择性白细胞吸附疗法治疗。治疗结束后受试者 CDAI 评分从 244.7±50.4 下降到 103.4±8.4（$P < 0.01$）。其中 5 例有明显效果，仅伴有轻度的可以忍受的不良反应，且在辅助应用传统药物或者进行每月 1 次的维持治疗后能够保持病情缓解达 1 年以上。有效者普遍为年轻、病情短、以大肠炎为主要损害者。

　　LCAP 的治疗过程与其他血液净化方法类似，是应用

血液净化设备从患者的血管中连续性抽出 3000 ～ 5000ml
的血液，以 30 ～ 50ml/min 的缓慢速度让其通过滤器，吸
附活化的白细胞，处理后的血液再输入患者体内，整个过
程历时 1 ～ 2 个小时。每周治疗 1 ～ 2 次，治疗 5 次为 1
个疗程，建议使用 1 ～ 2 个疗程。治疗期间不限制常规药
物治疗。与常规的血液透析等体外循环方法相比，因其血
液流速低、循环时间短、不需要动静脉内瘘、治疗过程中
仅需要体外抗凝等特点，操作简单方便，具有很高的安全
性。与皮质类固醇激素等免疫抑制剂相比，LCAP 是一种
不良反应比较少的治疗方法。有恶心，呕吐，血压下降，
发热等生物不相容性反应，几乎都是一过性的。该治疗配
有专门设备，操作简单方便，消化内科的医护人员经过培
训，即可独立完成。

LCAP 治疗自身免疫性疾病最早在日本应用，并取得
一定疗效，目前已逐渐被英国、希腊、瑞士、德国、澳大
利亚、美国、加拿大等接受并开始研究应用。2001 年对于
原因不明的溃疡性结肠炎的 LCAP 治疗已被纳入医疗保险，
2004 年对难治性 RA 的 LCAP 治疗也纳入，对重症、剧症
及难治性溃疡性结肠炎 UC 或 RA 患者活动期的病变改善
以及使其及早进入缓解期有明确疗效，对其他疾病如血管
炎、肾病综合征、间质性肺炎等也有一定的疗效。选择性

白细胞吸附疗法可提高 IBD 治疗的临床缓解率，延长临床缓解时间、降低复发率、促进黏膜愈合，并发症的发生率较低，有较高的安全性。

2015 年北京大学第一医院消化科收治一例难治性溃疡性结肠炎患者，应用选择性白细胞吸附结合生物制剂治疗终于避免手术治疗，获得临床缓解。分享如下：

男性患者，36 岁，主因"反复腹泻、黏液血便 4 年余，再发加重 50 天"入院。患者 4 年前无诱因出现黏液血便 5 ～ 6 次 / 日，外院结肠镜示：距肛门 20cm 肠段黏膜充血、肿胀诊为溃疡性结肠炎，直乙型，予抗感染、美沙拉嗪 4g/d 治疗后缓解。50 天前患者无诱因再发排黏液血便 5 ～ 20 次 / 日，伴发热 Tmax38℃ 左右，外院肠镜示横结肠远端、脾区、降结肠、乙状结肠和直肠近段弥漫充血、糜烂，血管纹理消失。查血常规：白细胞计数 $8.98×10^9$/L，血红蛋白浓度 111g/L，血小板计数 $427×10^9$/L，中性粒细胞百分比 73.6%；便常规：白细胞满视野，红细胞满视野；血沉 70mm/h；CRP 69.8mg/L；补体＋免疫球蛋白、CMV-IgM、EBV-IgM、难辨梭菌培养、轮状病毒检测、感筛、T-SPOT.TB、瘤标均未见异常。予以美沙拉嗪口服及灌肠无缓解，先后予醋酸泼尼松 20mg bid，醋酸泼尼松早 30mg、晚 20mg 治疗，氢化可的松 300mg qd 治疗，均无明显好转，排除现症感染后予类克 300mg 转换治疗，同时激素规律减量。后患者症状仍无明显缓解，复查肠镜见回肠末端黏膜光滑，全结肠弥漫性水肿，表面较多伪膜覆盖，多处取活检并送检 CMV-DNA、EBV-DNA 检查。肠镜提示伪膜性肠炎可能，予万古霉素 250mg bid po×10 天 + 甲硝唑静脉治疗。肠黏膜 CMV-DNA 4.4×10^3 Copies/ml，予可耐 3g q8h ivgtt×3 周抗 CMV 病毒。3 周后再次予类克 300mg 治疗，症状逐渐缓解，4 次类克治疗后加用 6 巯基嘌呤（50mg qd×2 日、停服 1 日）免疫抑制治疗，病情无进一步缓解，AMY 113IU/L，LPS 293U/L。MRCP：胰体体尾部肿胀伴周围少量渗出，左侧肾前筋膜、邻近腹膜增厚，胰腺炎可能大。考虑不除外药物不良反应，停用 6 巯基嘌呤，10 天后患者间断发热，大便增加至 10 ~ 20 次 / 日，炎症指标再次上升至 ESR 53mm/h，CRP 82.67mg/L，完善检查未发现感染灶，经验性加用美平抗感染治疗，后患者体温降至正常，但炎症指标仍偏高，考虑疾病活动所致可能。因患者常规治疗后效果均欠佳，故于以每周 2 次的频率共行 5 次选择性白细胞吸附治疗，循环血量分别为 1600ml、1850ml、2100ml、1840ml，每次治疗历时 40 分钟至 2 小时。患者自第二次治疗后腹泻症状明显，排便次数减至 3 ~ 4 次 / 日，仍为糊状便，无便血，体温正常，一般情况良好，营养指标良好，复查炎症指标：ESR 29mm/h，hs-CRP 1.86mg/L。目前继续类克规律治疗、美沙拉嗪局部应用，目前维持缓解超过 3 个月。

（王小蕾　整理）

难治性溃疡性结肠炎转换治疗的时间和意义

我国 2012 年关于炎症性肠病诊断与治疗的共识意见中提到，病情重、发展快的重度溃疡性结肠炎，在静脉用足量激素治疗大约 5 天仍然无效，应转换治疗方案。中、重度溃疡性结肠炎患者中，16% ~ 34% 的患者存在激素抵抗，22% 的患者存在激素依赖。难治性溃疡性结肠炎（refractory ulcerative colitis，RUC）的定义为经过正规的内科治疗后症状仍无明显好转的 UC，是 UC 手术最常见的原因。

目前转换治疗方案有两大选择：一是药物"拯救"治疗，依然无效才手术治疗；二是立即手术治疗。因此，转换治疗方案的选择取决于病情、内外科医生的沟通和医患之间的沟通。药物拯救治疗的目的在于避免急诊手术及由此带来的较高的病死率和术后并发症，并非拒绝择期手术；拯救治疗的药物选择主要是环孢素和肿瘤坏死因子拮抗剂。

以我院近期收治的一名重症溃疡性结肠炎患者的治疗过程为例，介绍环孢素用于转换治疗的过程。

女性患者，22岁，以"间断黏液血便、腹痛5年半，再发2个月"入院。患者5年半前（2010-5）无明显诱因排黏液血便，每日5～6次，伴腹痛、里急后重，排便后腹痛缓解，无发热、恶心、呕吐、腹胀，至当地医院行肠镜检查，内镜下表现为直肠及乙状结肠充血伴浅溃疡形成，考虑"溃疡性结肠炎"，给予中药灌肠及口服（具体不详），症状无明显缓解，后改为口服片剂型美沙拉嗪（4.0g/d），腹痛症状缓解，大便减少至1次/日。美沙拉嗪治疗1周后出现发热，Tmax 39℃，伴右侧肢体出现皮疹，右踝关节及颈部疼痛，心悸、胸闷，上述症状持续半月后停药，停药后皮疹、关节痛、心悸、胸闷症状缓解。2个月后（2010-7）患者再次出现发热，体温38～39℃，伴排便次数增多至4～5次/日，至当地另一医院复查肠镜，内镜下表现为直肠、乙状结肠、横结肠广泛黏膜充血伴散在浅溃疡，仍考虑"溃疡性结肠炎"，给予输液治疗（具体不详），效果不佳。后加用颗粒剂型美沙拉嗪（4.0g/d），症状缓解，大便每日 1 次，为黄色成形便。3 个月后（2010-10)患者再次出现腹痛、腹泻，排便每日 5 ～ 6 次，为黏液血便，就诊中医院，停用美沙拉嗪，给予口服汤药，症状无缓解，并逐渐出现四肢皮疹，双侧膝关节、踝关节肿痛、发热。4 年半前（2011-6）患者至北京某医院就诊，给予激素 8 片 qd(激素种类不详），腹泻及皮肤关节症状明显缓解，在减量至 3 ～ 4 片 / 天时再次出现腹泻、腹痛加重，激素增加至 8 片，并于半年内减停。停药后数周（2011-11）患者再次出现黏液血便加重，至该医院再次给予激素、抗炎、输血治疗（具体不详），后改为美卓乐 16mg qd、硫唑嘌呤50mg qd，后症状明显缓解，每日排 1 次黄色成形便，未复查肠镜。在半年内再次减停激素（美卓乐），硫唑嘌呤减至25mg qd 维持，10 个月前患者加用中药，将硫唑嘌呤改为25mg qod，排便 3 ～ 5 次 / 日，仍为黏液血便，血便量时多时少，有时伴血块，未诊治。5 个月前（2015-7）患者外出旅游后出现腹痛、排黏液血便次数增加至 8 ～ 10 次 / 日，伴发热 Tmax 39℃，至北京某医院，给予氢化可的松 250mg qd，后改为美卓乐 32mg qd，同时给予硫唑嘌呤 37.5mg qd，排便次数减少至 2 ～ 3 次 / 日，黄色成形。4 个月余前（2015-8-19）患者至我院 IBD 门诊，建议继续服用美卓乐 32mg qd 持续两个月，以后每两周减 4mg，同时将硫唑嘌呤加量至 50mg qd。2 月前患者再次出现排黏液血便（当时美卓乐已减量至 24mg/d），每日 3～5 次，伴里急后重，伴发热 Tmax 38℃。收入院。患者幼时体健。有输血史。芒果过敏，表现为口唇、面部肿胀。生于黑龙江，久居北京。否认疫区、疫水接触史。否认毒物、放射性物质接触史。否认烟酒嗜好。未婚未育。否认家族遗传病史及类似疾病史。

体格检查：T 37.2℃，P 120 次/分，R 16 次/分，BP 110/60mmHg。发育正常，营养中等，超力体型。表情自然，自主体位，步入病房，步态正常。神志清楚，查体合作。满月脸，面部皮肤菲薄，全身皮肤黏膜无黄染、苍白、发绀、出血点、水肿、肝掌、溃疡、蜘蛛痣。心率 120 次/分，心律齐，P2 < A2，各瓣膜听诊区未闻及杂音及心包摩擦音，未见异常血管征。腹部平坦，腹软，全腹压痛，无反跳痛及肌紧张，未及包块，Murphy 征（−），肝脾肋下未及，肝区肾区无叩痛，腹部叩诊鼓音，移动性浊音（−）。肠鸣音 5 次/分。

入院后血常规提示中度贫血，Hb 78g/L，为小细胞低色素贫血；肝功能提示 ALB 28g/L，转氨酶正常，PT 15s 延长，ESR 98mm/ 第一小时末，CRP 180mg/L，结核相关检查阴性。肠镜检查见图 2：回盲瓣形态正常，开闭良好，

于回盲瓣口见一小糜烂处做活检。自盲肠至直肠见黏膜水
肿、充血、糜烂，大片深、浅、不规则溃疡形成及溃疡周
边的黏膜隆起，黏膜桥形成。升结肠结肠袋变钝，尚存在，
横结肠、降结肠黏膜水肿明显，致管腔狭窄。全结肠黏膜
脆，接触出血明显。病变基本呈连续分布，升结肠小范围

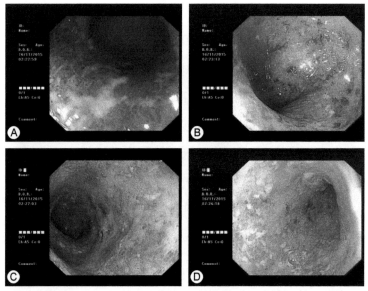

图2A：直肠；图2B：乙状结肠；图2C：横结肠；图2D：升结肠肝曲

图2　难治性溃疡性结肠炎患者的结肠镜下所见：回盲瓣形态正常，开闭良
好，于回盲瓣口见一小糜烂处做活检。自盲肠至直肠见黏膜水肿、充血、糜
烂，大片深、浅、不规则溃疡形成及溃疡周边的黏膜隆起，"黏膜桥"形成。
升结肠结肠袋变钝，尚存在，横结肠、降结肠黏膜水肿明显，致管腔狭窄。
全结肠黏膜脆，接触出血明显。病变基本呈连续分布，升结肠小范围结肠黏
膜血管网可见（彩图见彩插2）

结肠黏膜血管网可见。病理:(回肠末端):小肠黏膜慢性炎,局灶黏膜糜烂,固有层腺体减少,黏膜肌增生,慢性炎细胞浸润,伴淋巴滤泡形成。(回盲瓣)小肠黏膜慢性炎,可见淋巴滤泡形成。(乙状结肠、横结肠)大肠黏膜慢性炎,伴急性炎,表面黏膜糜烂,附炎性渗出物,伴溃疡形成,隐窝形态不规则,腺体数量减少,纤维组织增生,可见隐窝炎,未见明确隐窝脓肿,未见肉芽肿结节,固有层及黏膜肌层可见较多急慢性炎细胞浸润,伴淋巴滤泡形成。(升结肠)大肠黏膜慢性炎,伴急性炎,表面黏膜糜烂,伴浅溃疡形成,隐窝及固有层腺体形态尚可,排列尚规整,可见隐窝炎及隐窝脓肿,固有层及黏膜肌层可见急慢性炎细胞浸润。综上,不除外为炎症性肠病。以上指标均提示炎症反应活跃,患者属于溃疡性结肠炎,慢性复发型,全结肠型,活动期,重度。结肠黏膜 CMV、EBV 检测阴性。艰难梭菌毒素检测阴性。

入院后经抗炎、营养、对症治疗后症状无缓解,在除外肠黏膜 CMV、EBV 病毒感染后,考虑为激素减量过程中发生的症状加重,予甲强龙 80mg/d×7 d 治疗,症状仍无明显好转,遂停用硫唑嘌呤,将甲泼尼龙改为泼尼松龙 40mg/d 口服。此为重症溃疡性结肠炎,已经静脉足量激素治疗 7 天无效,故考虑进行转换治疗。根据该患者情况:

年轻、病程较长、反复激素无效、除外细菌、病毒、真菌、结核菌感染，转换治疗宜迅速给予，并以肿瘤坏死因子抗体——英夫利昔为首选。但因为患者经济原因，放弃使用该药，选择使用环孢素。

该患者的转换治疗过程：患者体重 65kg，给予静脉环孢素 A 250mg/d，4 天后症状减轻，体温基本正常，腹痛减轻，排便减至 3 ~ 4 次 / 日，血块消失，仍有少量黏液及血，静脉应用 5 天后检测环孢素 A 浓度 219.6ng/ml，第 6 天将静脉环孢素改为口服 250mg 每日分 2 次服用，服用第 12 天检测血环孢素 A 浓度 438.9ng/ml，患者腹痛减轻，黏液血便减至 3 ~ 4 次 / 日，将环孢素 A 减至 200mg 每日分两次服用，复查 ESR 35mm/ 第一小时末，CRP 28mg/L，口服泼尼松按照每周减 5mg 的速度减至 20mg/d，患者出院。3 天后（泼尼松减量至 15mg/d）再次出现腹痛加重，黏液血便增多至 6 ~ 8 次 / 日，体温波动于 37 ~ 37.5℃，无咳嗽咳痰，无尿频尿急尿痛，5 天后复查环孢素 A 浓度 243.5ng/ml，再次入院，复查 ESR 65mm/ 第一小时末，CRP 68mg/L，继续空肠营养、喹诺酮 + 甲硝唑控制感染，泼尼松继续减量。复查环孢素血浓度 181ng/ml，渐加量至 250mg/d，排便次数减少至 4 ~ 5 次 / 日，无血块，偶伴黏液及少量血液，体温正常，环孢素血浓度升至 205ng/ml，

ESR 35mm/ 第一小时末，CRP 32mg/L，好转出院，拟近期行手术切除全结肠。

从这例病例看到，患者之前长期多次使用激素治疗，症状一度缓解，但效果不持续，多数在激素减量过程中症状复发，且每次均为重度表现。加用硫唑嘌呤后也未取得长期缓解。在我院治疗初期也曾有过短时间（7天）的静脉甲泼尼龙治疗，但没有显效。此时可以判断为重度溃疡性结肠炎，激素抵抗或难治性。鉴于患者的经济条件，选择环孢素作为转换治疗的药物。在达到要求的血药浓度的基础上，患者症状获得了部分缓解，能够在相对平稳的情况下完成激素减量及手术前的准备工作。

生物靶向药物-肿瘤坏死因子单抗英夫力西（Infliximab，IFX）是目前难治性炎症性肠病有效的治疗选择，但由于价格等因素，部分患者无法选用。20世纪90年代，已有学者探索了环孢素（Cyclosporin，CsA）可以作为难治性炎症性肠病的一种挽救治疗药物，然而，该药的不良反应明显，且有效剂量与中毒剂量非常接近，临床上较难正确把握。通常采用的剂量是 2 ~ 4mg/（kg·d）静脉滴注。该药起效快，短期有效率为 60% ~ 80%，可有效减少急诊手术率。使用期间需监测血药浓度及不良反应。目前认为控制血药浓度在 200ng/ml 左右为宜。我国学者比较的 CsA

和 IFX 对 18 例难治性溃疡性结肠炎患者的治疗效果，其中 6 例接受 CsA 治疗，12 例采用 IFX 治疗，结果显示两组患者疗效类似，而 IFX 相对 CsA 不良反应较少，这一结果也被国内的其他学者证实。我国 2012 的指南建议 CsA 疗效观察时间为 4～7 天，无效则需考虑手术；有效的患者改为口服后不应超过 6 个月，逐渐过渡到硫唑嘌呤等药物维持治疗。针对本例患者，CsA 为其获得激素减量的契机，为择期手术赢得时间。事实上，文献报道，即使 CsA 有效，60% 的患者仍然需要手术治疗以获得长期缓解。

针对部分 CsA 无效的难治性溃疡性结肠炎患者，使用 IFX 是否有效呢？ 2003 年首例 CsA 无效的重症 UC 患者应用 IFX 有效的报道给医者带来希望。有学者研究了 16 例对 CsA 无反应的重症 UC 患者，其中 69% 为全结肠型 UC，13 例患者在开始 IFX 治疗时临床表现为重度 UC。CsA 结束至 IFX 开始使用的中期药物洗脱时间是 19 天，6 例患者最终得到症状缓解并进入维持治疗。平均随访时间为 195 天，随访过程中，6 例（37.5%）患者接受了结肠切除手术。手术平均发生于接受 IFX 治疗后的 47 天，随访期间没有死亡及恶变病例。该研究得到的结论是：IFX 拯救治疗可能在一定程度上避免 CsA 无效的难治性 / 激素无效型溃疡性结肠炎短期或急诊手术，但是在有大量关于安全性的临床证据之前，并不推荐这种序贯拯救疗法。这一结论也被其他类似研究证实，说明对于 CsA 无效的难治性 UC 患者，应用 IFX 并不能获得长期缓解或有效降低手术比例，且手术多需要在应用药物 2 个月内进行。

在一项纳入 7 个中心共 108 名难治性 UC 患者的研究中，以 1 年内的结肠切除手术作为研究终点，对激素治疗无效的重度 UC 患者应用序贯的转换治疗。研究将 IFX 列为一线转换治疗，环孢素列为二线方案，他克莫司列为三线方案。结果显示一线治疗时，约 60% 的患者对 IFX 反应较好，40% 无效，其中的 10% 接受了手术治疗，30% 接受了二线环孢素转换治疗。接受环孢素治疗的 66% 有效，34% 无反应，其中的 15% 行结肠切除手术，19% 接受了三线治疗。三线他克莫司治疗约 50% 患者无反应并接受了结肠切除手术。该研究随访 1 年时间，总体结肠切除手术比例为 18%，成功撤除激素的比例为 39%。一线、二线、三线方案的不良反应发生率分别为 33%、37.5% 和 30%。这项研究得到的结论是 IFX 作为一线的转换治疗方案，对于难治性 UC 疗效约 60%，而二线、三线治疗方案也能部分降低结肠切除的发生率。当然，这一结论的延伸、患者是否能从转换治疗中长期受益尚需要时间证实。

总之，转换治疗作为重症溃疡性结肠炎的治疗手段，治疗选择的难点在于如何在手术与药物拯救治疗之间进行取舍。IFX 作为新型的生物制剂，具有应答率高、不良反应少的特点，可以作为拯救治疗的一线方案。为数不多的研究资料显示环孢素可能具有与其类似的临床有效性。但总体来说，部分患者即使药物拯救治疗成功，最终仍需接受结肠切除手术。药物转换治疗的主要目的是争取时间、避免急诊手术，降低急性期病死率，而并非规避择期结肠切除。

参考文献

1. 中华医学会消化病学分会炎症性肠病学组. 炎症性肠病诊断与治疗的共识意见（2012 年广州）. 中华内科杂志，2012，51：10，818-831.

2. 杨欣艳，范如英，刘云云，等. 英夫力西和环孢素治疗难治性炎症性肠病的近期疗效比较. 基础医学与临床，2013，33（9）：1205-1208.

3.Chang KH，Burke JP，Coffey JC. Infliximab versus cyclosporineas rescue therapy in acute severe steroid-refractory ulcerativecolitis：a systematic review and meta-analysis. Int J Colorectal Dis，2013，28：287-293.

4.Cheifetz AS，Stern J，Garud S，et al.Cyclosporine is safe and effective in patients with severe ulcerative colitis. J Clin Gastroenterol，2011，45（2）：107-112.

5. 兰平，练磊. 溃疡性结肠炎的手术治疗. 中华胃肠外科杂志，

2011，14（3）：159-161.

6.Faubion WA Jr，Loftus EV Jr，Harmsen WS，et al. The natural history of corticosteroid therapy for inflammatory bowel disease：a population-based study. Gastroenterology，2001，121（2）：255-260.

7. 刘霞，孙趁意. 炎症性肠病的诊断及难治性炎症性肠病的药物治疗效果观察. 中国继续医学教育，2015，7（18）：181-182.

8.Protic M，Seibold F，Schoepfer A，et al. The effectiveness and safety of rescue treatments in 108 patients with steroid-refractory ulcerative colitis with sequential rescue therapies in a subgroup of patients.J Crohns Colitis，2014，8（11）：1427-1437.

（高文　整理）

炎症性肠病与中医中药

炎症性肠病这个病名在我们国家真正使用不过七八十年，而中医中有关肠道炎症或腹泻症状的描述和治疗有数千年。《黄帝内经·素问》是现存最早的中医理论著作，大约成书于春秋战国时期。其中描述的症状有"厥"、"固"、"泄"，病变所在为下为注，用"一泻如注"形容泻势之甚；暴注即严重的急性腹泻，下迫，肛门的窘迫症状，如里急后重。急性腹泻，一泻如注，暴注下迫，伴有里急后重，热壅肠道，小肠不能受承，大肠无以化物，传导失其常度而腹泻，并给予相应治疗。中医对 IBD 治疗主要基于临床辨证治疗，强调分期辨证为经，分型辨证为维，重视核心病机与演变规律；急性期多气滞湿热血热，缓解期多气虚阳虚血瘀。

53. 中医对 IBD 辨证分型重视核心病机与演变规律

（1）大肠湿热证

主症：①腹痛，腹泻，便下黏液血；②里急后重，肛门灼热；③舌质红，苔黄腻。

次症：①身热，小便短赤；②口干口苦，口臭；③脉滑数。

（2）脾虚湿蕴证

主症：①腹泻便溏，夹有不消化食物；②或黏液血便，白多赤少，或为白冻；③腹部隐痛，脘腹胀满，食少纳差。

次症：①肢体倦怠，神疲懒言；②舌质淡红，边有齿痕，苔白腻；③脉细弱或细滑。

（3）寒热错杂证

主症：①腹痛绵绵；②下痢稀薄，夹有黏冻；③胃脘灼热，烦渴。

次症：①四肢不温；②舌质红，或舌淡红，苔薄黄；③脉弦，或细弦。

（4）脾肾阳虚证

主症：①久泻不止，大便稀薄；②夹有白冻，或伴有完谷不化；③甚则滑脱不禁；④腹痛喜温喜按，形寒肢冷，腰酸膝软；⑤舌质淡胖，或有齿痕，苔薄白润。

次症：①腹胀，食少纳差；②脉沉细。

（5）阴血亏虚证

主症：①久泻不止，便下脓血；②大便秘结或粪带少量脓血；③腹中隐隐灼痛；④舌红少津。

次症：①排便困难，虚坐努责；②午后低热，失眠盗汗，心烦易怒，口燥咽干；③头晕目眩，神疲乏力；④脉细数。

（6）肝郁脾虚证

主症：①情绪抑郁或焦虑不安；②常因情志或饮食因素诱发大便次数增多；

③腹痛即泻，泻后痛减；④脉弦或弦细。

次症：①大便稀烂或黏液便；②嗳气不爽，食少腹胀；③舌质淡红，苔薄白。

注：以上 6 个证候的确定，凡具备主症加次症 2 项即可诊断。

中医临床研究显示中医药治疗 IBD 疗效好，能较好地改善腹泻、黏液血便、腹痛及里急后重等临床表现，总有效率为 86.1%。中医基础研究应用 TNBS／乙醇法成功诱导 IBD 大鼠模型，结果显示中药能较快缓解 IBD 大鼠腹泻、黏液便血便等临床表现，能较好地控制组织充血、水肿，促进糜烂及溃疡的愈合，其作用机制可能是通过对 TNF-α 等促炎因子的调节来调控 TLRs/NF-kB 通路，起到抗炎和调节免疫的作用。中医认为肺与大肠相表里，UC 患者的肺功能损害与 Th17/Treg 的免疫平衡间相关性的研究提示：UC 患者 Th17/Treg 是免疫平衡存在改变，Th17 及 IL-17 是加重 UC 的致炎因子，Treg 及 TGF-β1 是抑制 UC 的抑炎因子，Th17/Treg 的免疫平衡失常在 UC 的发病机制之一，从而为肺与大肠相表里的生物学实质提供了依据。通过中药对 TNBS／乙醇法诱导 IBD 大鼠的结果显示：中药能较快缓解 UC 大鼠腹泻、黏液血便等临床表现，能较好地控制组织充血、水肿，促进糜烂及溃疡的愈合，其作用机制可能是通过对 TNF-α 等促炎因子的调节来调控 TLRs/NF-kB 通路，起到抗炎和调节免疫的作用。

中医药辨证论治防治 IBD 时，认为 IBD 是一种多因素、多变量、多层次复杂疾病，以整体观念、辨证论治为指导，从望闻问切四诊合参到理法方药的选择等方面均秉承"多维度"(multi-dimensional clinical profile, MDCP)的诊疗思路，包括从病因、病机、病性、病位、症状、分期、证候、内治、外治等多层次综合立法遣方论治，初步探讨了IBD辨证论治、辨病论治、辨症论治及内治、外治等多层面、多维度的诊治，以期拓宽UC辨治体系，化繁为简，动态辨治，充分发挥以中医思维主导的疗效优势。重视IBD多因素（包括生活习惯、饮食、调节情志等）干预的风险监控，认为宏观辨证与微观辨症相结合是提高IBD疗效的最佳方案，以"补先天、壮后天、通利经络、涤荡邪毒"的指导思想贯穿IBD治疗的整个过程。药膳、心理疏导、科学合理的饮食是治疗IBD的有力措施，并取得了许多重要成果。

中医强调UC发病基础责之于脾，治疗过程中强调补益脾气的重要性，脾以升为健、以运为补，因此重视升清降浊、健运脾胃。感受湿热疫毒是UC的关键，故应注意清热利湿、芳香化湿、清热解毒治法的合理运用。由于本病迁延日久，一则"久病多虚多瘀"，因此随着病情的发展要留意补益正气、以利驱邪，同时活血化瘀、瘀去新生；二则本病病程缠绵，往往寒热互结、虚实夹杂，应攻补兼施，权宜而治，但要注意补而不腻，攻不忘虚。

54. 中医中药治疗IBD的其他方法效果也很显著

（1）中药直肠滴注疗效肯定：直肠滴注治疗常用于病变位于左半结肠的患者，有确切的疗效，药物可直达病所，同时使肠腔液体溶质离子充分交换，及时排除粪便和毒物。随后通过机器灌入药物，扩大了结肠黏膜的可灌洗面积，提高了药物生物利用度，减少了药液有效成分的损失，能使药物更有效地直接作用于患处肠黏膜，改善局部血液循环，促进炎症愈合，增强免疫功能。

常用直肠滴注中药有：①敛疮生肌类：儿茶、白及、赤石脂、枯矾、炉甘石和诃子等。②活血化瘀和凉血止血类：蒲黄、丹参、参三七、地榆、槐花、仙鹤草、血竭、侧柏叶和云南白药等。③清热解毒类：青黛、黄连、黄柏、白头翁、秦皮、败酱草、苦参、金银花、鱼腥草和白蔹等。④其他：石菖蒲、椿根皮、五倍子、锡类散。⑤湿热实证：黄芩、黄连、秦皮、白头翁、白芍、白及、石榴皮。⑥脾虚夹湿证：黄芪、黄连、黄芩、马齿苋、白及、苍术、五倍子。亦有用锡类散、黄连素、苦参、云南白药等。

将中药复方煎剂100ml，每晚睡前保留直肠滴注1次，灌注时，嘱患者抬高臀部，以延长药物保留的时间并可扩大分布范围，药物保留在直肠内的时间越长越好，28天为一个疗程。

（2）针灸疗法：治疗UC的针灸常用取穴有：脾俞、天枢、足三里、大肠俞、气海、关元、太冲、肺俞、神阙、上巨虚、阴陵泉、中脘、丰隆。

艾灸：主穴有中脘、天枢、关元；配穴有脾俞、肾俞、大肠俞、足三里、太溪、太冲、三阴交、中膂俞。取艾灸盒2个，将1～3寸长艾条4～5段点燃后，放在艾灸盒内。令患者平卧暴露腹部，然后，将艾灸盒分别置于可覆盖中脘、天枢至关元的穴区（中脘穴上可用小号艾灸盒，天枢、关元穴，须用大号）。盒盖留1～2mm孔隙。灸治部位温度渐升，以患者能耐受为度。如太烫，可将盒内艾段分散，或略抬高艾灸盒。30分钟后温度渐减，40分钟灸毕。为加强疗效，尚可配合捏脊法：共分5条线，即大椎至长强穴1条，大杼至白环俞左右2条，附分至秩边左右2条。患者伏卧，术者双手拇、示指指腹相对，自长强穴捏起肌肤，边捏边推，渐到大椎穴，如此反复3～5遍，每次捏至腰俞、肾俞、脾俞时，用力往上提拉几下肌肤，依上述手法再捏其他诸线。

体针：取穴为天枢、关元、气海、大肠俞、足三里、三阴交。治法为天枢、气海、关元针深1～2寸，得气后，以高频小幅度提插加捻转之补法，使针感放射至腹部和外生殖器。大肠俞斜向脊柱针刺 1.5 ~ 2 寸，足三里、三阴交直刺 1 ~ 1.5 寸，以得气为度，并施平补平泻手法。留针 15 ~ 20 分钟，每隔 5 分钟行针 1 次。亦可于进针得气后，采用温针法。每日或隔日 1 次，10 次为 1 疗程，疗效间隔 5 ~ 7 天。

（3）红外线照射：通过临床使用红外线照射足三里穴，上巨虚、下巨虚穴对改善本病症状有一定的疗效，但是对镜下肠道黏膜的影响尚在观察中。

（4）提肛运动：提肛运动坐、卧和站立时均可进行。方法如下：思想集中，收腹，慢慢呼气，同时用意念有意识地向上收提肛门，当肺中的空气尽量呼出后，屏住呼吸并保持收提肛门 2 ~ 3 秒，然后全身放松，让空气自然进入肺中，静息 2 ~ 3 秒，再重复上述动作；同样尽量吸气时收提肛门，然后全身放松，让肺中的空气自然呼出。每日 1 ~ 2 次，每次 30 下或 5 分钟。

（5）中药泡洗：人体的足部有丰富的穴位，与气血相关的穴位有涌泉、照海、太溪、水泉、解溪、历兑、内庭、冲阳、三阴交、昆仑、至阴，这些穴位通过经络与相应的脏腑相连。中医理论认为通过刺激这些穴位，可达到疏通经气，调理气血，调节脏腑功能的作用。现代全息生物学理论认为，全身各部位在足部都有其对应的反射区，刺激足部这些反射区，可引起相对应身体部位的生理反应和变化，从而对其对应部位的疾病起到治疗作用。休息痢是由于气血邪毒滞于肠腑所致，利用"肺与大肠相表里"理论，充分发挥肺的宣发肃降功能，可通过出汗，驱邪出路，从而使邪气外达，故头颈"得汗"乃此法取得效果的表现。

（6）推拿疗法：俯卧位操作顺序如下。①术者用推摩法在患者背部两侧膀胱经治疗，从膈俞穴高度到大肠俞水平自上而下。②术者用拇指按法按膈俞、膏肓俞、脾俞、胃俞、大肠俞。③术者用双手拇指推法推患者背部两侧膀胱经。④术者用小鱼际擦法横擦患者肾俞、命门、直擦督脉，以透热为度。

仰卧位操作顺序如下。①术者用掌摩法摩患者小腹部。②术者用掌揉法揉神阙穴。③术者用拇指按揉法按揉中脘穴、天枢穴、气海穴、关元穴。④术者用拇指点法点按足三里、阴陵泉、太冲等穴，用力以患者自觉局部微有酸胀感为度。

坐位时术者用双手搓法搓患者胁肋一遍，然后再搓患者肩背部一遍。

炎症性肠病需要综合治疗、全身的免疫调节，祖国医学博大精深，在综合治疗中已经取得很好的效果。在临床实际工作中根据辨证进行治疗，中医中药已彰显出特殊效果。近些年来有关中医中药的基础研究对我们理解中医学的特点有很大的帮助。我们共同努力使中医中药在炎症性肠病的治疗中发扬光大。

参考文献

1. 巩阳. UC 患者肺功能损害与 Th17/Treg 平衡的相关性研究及四神丸治疗 UC 的 Meta 分析. 北京中医药大学，2014.

2. 苏晓兰. 兰茵凤扬化浊解毒方对 UC 大鼠 TNF-α、TLR-4 及 NF-κBp65 表达的影响. 河北医科大学，2010.

3. 魏玮，唐艳萍. 消化系统西医难治病种中西医结合诊疗方略. 北京：人民卫生出版社，2012.

超声内镜在炎症性肠病中的应用具有重要的地位和良好的应用前景

　　随着近 20 年 IBD 发病率的明显升高，IBD 的诊治过程已成为消化科临床诊疗的重要方面。尽管 IBD 及其亚型有其独特的临床表现和疾病特点，迄今为止，IBD 的诊断、分型、炎症程度的判断，对治疗反应的预测及高危人群的识别仍然是临床诊疗的重点和难点。目前临床上多通过症状、实验室检查、影像学检查和内镜检查对 IBD 进行综合评估，但得到的结果仍具有一定的局限性。能直接评估肠道受累情况的钡灌肠、肠镜及活检等检查方法只能观察炎症累及结肠黏膜表面的变化，而不能细致评价由于炎症、水肿、萎缩或纤维化而导致的肠壁结构的变化。内镜超声作为近年来新兴的一项技术，在 IBD 的诊疗过程中具有一些独特的优势。

超声内镜（endoscopic ultrasonography，EUS）是将微型高频超声探头安置在内镜顶端，在通过内镜直接观察腔内的形态改变的同时，还可以进行实时超声扫描，以获得消化道各层次的组织学特征及邻近脏器的超声图像，从而进一步提高了内镜和超声的诊断性能，具有双重作用（图3、图 4）。1980 年 Dimagno 及 Strohm 首先将超声内镜应用于诊断消化管疾病。在中国，1987 年北京大学第一医院的张齐联教授率先引进了 Olympus 的超声内镜并开展了临

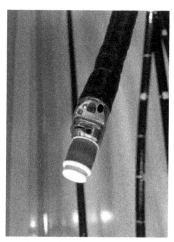

图 3　超声内镜头端

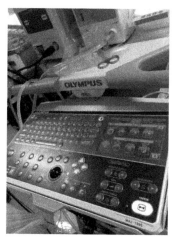

图 4　超声内镜及面板

床应用。目前，超声内镜在临床上最常用于判断消化系肿瘤的侵犯程度及淋巴结转移情况以协助外科手术术前分期、判断预后，确定黏膜下肿物的起源和性质，静脉曲张治疗的评定，进行引导穿刺以判断肿物的性质以及在胰胆疾病方面的应用等。按其应用范围分为超声胃镜、超声肠镜、超声腹腔镜、超声小探头等。以下就超声肠镜及小探头在IBD 诊疗过程中的应用做简单的介绍。

55. 超声肠镜下肠壁的分层以及 IBD 患者超声内镜的表现

超声内镜能清晰地显示消化道管壁的内部结构，其影像表现与很多消化道疾病在解剖学上及病理组织学方面有很高的一致性。结肠超声内镜是内镜与超声结合的产物，除能够观察大肠表面黏膜的改变外，在超声图像下可以观察到肠壁的五层结构改变，第 1 层高回声和第 2 层低回声为黏膜层（M），第 3 层高回声为黏膜下层（SM），第 4 层低回声为固有肌层（MP），第 5 层高回声为浆膜下层（SS）和浆膜（S）。在 IBD 患者，由于炎症细胞的大量浸润可以导致肠壁厚度的增加和层次结构间界限的模糊不清，被炎症浸润的层次大多出现回声的减低，有研究证实 EUS 显示

的炎症浸润结果与结肠镜炎症程度及组织学改变的严重程
度呈正相关。

56. 超声内镜在 IBD 诊断及在鉴别 IBD 类型方面的应用

溃疡性结肠炎是一种病因不明的倒灌性结肠非特异性
炎性疾病，病变早期以连续性的结肠黏膜浅表炎症为主，
只有重症病例炎症会浸润黏膜深层。表现为黏膜充血、水
肿、糜烂和脓性分泌物，进而形成溃疡；随病变的进展肠
管逐渐出现纤维化，结肠袋囊变浅、变钝或消失、呈铅管
状，到疾病后期患者可并发结肠多发息肉、结肠癌。通常
认为 UC 炎症病变多局限于黏膜和黏膜下层，呈连续垂直
方向发展，严重的病例炎症可延伸至固有肌层。超声内镜
下显示的横断面图像可清晰地显示炎症浸润层次。

克罗恩病是一种慢性肉芽肿性炎症，可累及消化道任
何部位，以回盲部及其周围多见。炎症波及肠壁各层，可
形成瘘管，发生肠腔狭窄和梗阻等，典型病理可发现非干
酪样肉芽肿。由于内镜下表现不典型，病理阳性率低，常
常发生误诊，超声内镜可以观察消化道管壁黏膜层次和各
层厚度，并可以对壁外的一些合并症进行比较细致的观察，

有助于 CD 的临床诊断。在超声内镜下，CD 的炎症主要表现在黏膜下层和固有肌层。

2014 年邱恩祺等人在中华消化内镜杂志发表的一篇文章，探讨了超声内镜对 CD 的诊断价值，研究纳入了 436 例内镜下疑似 CD 的患者，发现 EUS 诊断 CD 的敏感度、特异度和准确率分别为 87.5%、87.8% 和 87.6%，其主要表现为管壁的增厚，以黏膜下层增厚为主，存在黏膜下层脉管扩张，各层次界限欠清，可于肠壁外探及肿大的淋巴结。此外，EUS 对 CD 肠外并发症如瘘管、脓肿诊断率高，可提供更多 CD 临床诊断信息，也是 CD 并发肛周病变检测的强有力工具。

也有研究比较了 UC 和 CD 超声内镜表现的异同。Gast 等的直肠内 EUS 的前瞻性研究观察了正常受试者、UC 患者及 CD 患者的肠壁总厚度、黏膜形态、SM 厚度、SM 扩张血管数量、直肠和乙状结肠周围肿大淋巴结等情况。研究显示 UC 活动期的直肠周围出现肿大淋巴结，肿大淋巴结数目越多，诊断 UC 的可能性就越大；CD 活动期的直肠 SM 扩张的血管数量明显增多。缓解期 CD 肠壁厚度明显低于活动期，而 UC 缓解期与活动期的观察指标无显著性差异。一般认为，超声内镜下 CD 肠壁各层均有增厚，而溃疡性结肠炎主要表现在黏膜层和黏膜下层增厚，固有肌层和浆膜层很少增厚。超声内镜下 CD 肠壁的增厚明显高于 UC，CD 的肠管正常结构消失的比率明显高于溃疡性结肠炎。

57. 超声内镜在评估 IBD 的活动性和炎症程度方面的应用

IBD 通常呈现出慢性复发 - 缓解交替的病程，为了监测疾病的活动性和炎症程度，常需要反复进行检查。以往对 UC 炎症的严重程度评估仍存在很多问题，临床常用指标和量表（如排便次数、血便情况、发热程度、心率、血色素水平和血沉情况）无法完全和黏膜炎症程度画等号，而内镜下炎症程度的评估主要观察表面溃疡或出血的情况，对炎症累及深度无法探及。通常认为正常的直肠壁厚度接近 3mm，研究表明 UC 炎症活动的程度与肠壁的厚度呈正相关，EUS 诊断 UC 肠壁的炎症波及深度与组织学所见复合率高。以肠壁总厚度为准，研究发现正常 < 3.2mm，静止期在 3.2 ~ 5.4mm，活动期 > 5.5mm，以此为标准诊断活动性 IBD，可获得 100% 特异性及 61.5% 敏感性。

研究还发现 UC 患者的活动期和缓解期的全肠壁厚度无明显差异，但活动期的黏膜下层厚度更高并伴有黏膜

层 - 黏膜下层、黏膜下层 - 肌层分界不清等改变。

58. 超声内镜在 IBD 预后及预测治疗效果方面的应用

EUS 能精确客观地评估在 UC 中垂直方向的肠道炎症的程度，一些研究对超声内镜在预测活动期 UC 采用药物治疗的疗效及决定手术治疗的必要性进行了探索。UC 的炎症通常限于黏膜和黏膜下层，但在需要外科治疗的严重病例，肠道炎症可延伸至固有肌层甚至更深，可能导致中毒性巨结肠。体外研究显示 EUS 观察的炎症的垂直浸润深度和组化的一致性为 90%，而在 EUS 发现的炎症浸润到固有肌层或更深的患者具有更高的需要手术的百分比。一项前瞻性研究检测了活动性 UC 患者临床转归和 EUS 发现的直肠肠壁厚度之间的关系，发现在随访中频发复发的患者，在研究开始时黏膜和黏膜下层的厚度明显升高，提示 EUS 可以用来预测疾病复发。临床应用 5-ASA 和激素效果不好的时候，往往需要家用免疫抑制剂。在重症的患者，及时准确地预估免疫抑制剂的反应对于患者的预后和手术决断是非常有帮助的。在一项预测环孢菌素 A 的治疗反应的研究中，研究者发现治疗前 EUS 发现的直肠壁更厚以及治疗后厚度减少的更多的患者有较好的环孢菌素 A 的反应率，对应用免疫抑制前超声内镜评估的必要性提供了一定的理论依据。

长期 UC 在反复炎症的区域有非典型增生和癌的风险。早期发现和选择合适的治疗方法可以改善预后。早癌的内镜下切除具有创伤小、恢复快的优势。最近欧洲和北美的 UC 指南指出腺瘤样不典型增生可以选择内镜下切除，肿瘤浸润深度的术前评估就显得尤为重要。现代内镜的发展使放大内镜和电子染色内镜在评价肿瘤表面腺管类型、预测病变恶性程度方面有了长足的进展，但受到周边炎症和溃疡的影响，其浸润深度的精确估计受到一定的阻碍。与散发性结肠癌相比，UC 相关的腺癌分化程度更差，浸润肠道更深，而表面黏膜的改变相对少。因此，超声内镜就显得尤为重要。超声内镜提供了 UC 相关肿瘤浸润深度的良好评估，对临床做出治疗决断有重要的意义。

59. 超声内镜新技术在 IBD 的应用前景

近几年来，在 EUS 的基础上发展了造影增强、弹性成像、三维成像、组织定征等成像技术，为 EUS 诊断疾病提供更可靠的依据，而目前对于 IBD 中的应用受到重视的主要是弹性成像。

内镜超声弹性成像是一种新的内镜技术，能够实时评价正常组织和病理组织的硬度，弹性超声工作的基础是不同的病理过程，如炎症、纤维化、肿瘤能够引起组织硬度的不同改变。该技术根据不同组织间硬度的不同，通过外力作用获得回声信号移动，量化为实时彩色图像及弹性系数，用应变比进行半定量，从而对病变性质提供进一步的信息。

上文曾提到，区分 CD 和 UC 有时是十分困难但又是十分必要的，对于患者合并症的预测及决断手术有重要的意义。研究显示活动期 CD 的患者比活动性 UC 患者有更高的应变比，UC 患者和对照组相比结肠壁厚度明显增高但应变率没有变化，反映 UC 的炎症过程限于黏膜和黏膜下层，可以导致结肠壁的增厚但不会引起总弹性的改变。

CD 患者有腹痛或呕吐的梗阻表现时，往往提示小肠的梗阻性病变，区分是可以药物治疗的炎性梗阻或是需要手术治疗的慢性纤维化性梗阻是非常必要的。一项动物研究表明，超声内镜弹性超声是判断纤维化炎症程度的简便而准确的方法，预示着一定的临床应用前景。

综上所述，超声内镜能够横向评估肠道的炎症浸润程度并能清晰地观察各层次间的结构变化，在 IBD 的诊断、亚型的鉴别、治疗和复发的预测、合并症的观察方面都可以对临床常用的方法进行补充，在 IBD 诊疗中具有重要的地位和良好的应用前景。随着超声内镜技术的不断进步，其将为 IBD 临床治疗做出巨大贡献。

参考文献

1. 邱恩祺，郭文，程天明，等 . 超声内镜对克罗恩病的诊断价值 . 中华消化内镜杂志，2014，31（6）：308-311.

2.Sddiqui MR，Ashrafian H，Tozer P，et al.A diagnostic accuracy meta-analysis of endoanal ultrasound and MRI for perianal fistula assessment. Dis Colon Rectum，2012，55（5）：576-585.

3.Kobayashi K，Kawagishi K，Ooka S，et al. Clinical usefulness of endoscopic ultrasonography for the evaluation of ulcerative colitis-associated tumors. World J Gastroenterol，2015，21（9）：2693-2699.

4.Iglesias-Garcia J，Lindkvist B，Lariño-Noia J，et al. Endoscopic ultrasound elastography. Endosc Ultrasound，2012，1（1）：8-16.

5.Rustemovic N，Cukovic-Cavka S，Brinar M，et al. A pilot study of transrectal endoscopic ultrasound elastography in inflammatory bowel disease.BMC Gastroenterol，2011，11：113.

（迟雁　整理）

探头式共聚焦激光显微内镜会对炎症性肠病的诊治策略带来新的突破

影响 IBD 患者生活质量和预后的重要因素有：①由于 IBD 患结直肠癌的风险较正常人群明显升高，结直肠癌肠道非典型增生和肿瘤的筛查是此类患者长期随访的重要内容之一。②最新的研究表明，IBD 的活动程度与肠道黏膜屏障功能的评估对于治疗策略的选择至关重要，准确的肠道黏膜评估是 IBD 患者及时、恰当诊治的重要保障。已有的研究表明，共聚焦激光显微内镜在上述两方面发挥出了不可替代的作用，随着临床、基础研究的深入，相信这一先进的内镜技术会对 IBD 的诊治策略带来新的突破。

60. 共聚焦激光显微内镜简述

共聚焦激光显微内镜（confocal laser endomicroscopy，
CLE）已经有半个多世纪的历史，其本质在于过滤去非焦
点平面的反射光，获取 Z 轴方面的高分辨率图像，通过调
整焦距，可对样本进行分层扫描，即"光学活检"。其最突
出的优势是达到了传统病理学活检无法达到的"活体"、"实
时"、"无创"的显微观察效果（图5）。结合显影剂的使用
可以对活体黏膜功能进行更加详细的检查和评价。

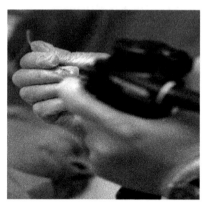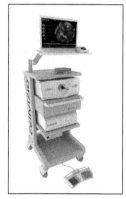

图5　共聚焦内镜探头及主机

现存两种 CLE 系统：一种整合式内镜系统（eCLE）和
一种探头式系统（pCLE）。eCLE 是最早的 CLE 系统，它
将共聚焦图像模块整合入高分辨率内镜的头端，其分辨率

可达到 0.8μm，共聚焦深度可达 0 ～ 250μm。而 pCLE 系统是独立于内镜的单元，激光通过一个小探头内的光纤束直接照射黏膜（共聚焦微探头）。这种微探头能够通过多种内镜的工作通道，在观察大体内镜图像的同时观察组织结构的显微内镜水平。根据器官和指征，可选用多种微探头，不同的标准用来满足各种内镜检查过程的需要（视野范围、扫描深度、激光分辨率）。这两种内镜检查技术可提供不同特点的显微水平细胞图像。pCLE 可达 1μm 的分辨率，扫描速度 12 帧 / 秒。有学者对 eCLE 和 pCLE 的成像质量进行了对比研究证实，pCLE 和 eCLE 有相近的应用价值。

共聚焦显微内镜成像过程中需要使用荧光素钠作为对比剂，临床早就证实其在眼科的应用中是安全的。2010 年 Wallace 等人明确证实了在 pCLE 检查过程中应用荧光素钠的安全性。

61. 最新的欧洲共识意见中有关 pCLE 的结论

2015 年欧洲胃肠病学协会发表了 pCLE 在胃肠病学中应用的专家共识。关于 IBD 方面有 8 位专家参与，共提出 17 条意见，其中 4 条被否决。建议按照共识意见分为两大部分，即 IBD 相关 CRC 和异型增生的有关共识意见、黏膜屏障功能的共识意见。下面从两个方面简述共聚焦显微内镜在 IBD 中的专家推荐意见。

（1）共聚焦显微内镜在 IBD 相关结直肠癌随访中的作用，共识推荐（共 4 条，"●"：通过，"■"：拒绝）

● IBD 随访中，靶向活检应当代替随机 4 象限活检。

● IBD 患者中，CLE 可用于引导靶向活检。

● 长病程 UC 患者中，使用 CLE 进行系统检查可显著提高不典型增生和早期瘤变的检出率。

● CLE 应当联合标记技术（比如染色内镜）。

① IBD 相关结直肠癌流行病学：IBD 患者罹患结直肠癌（colorectal cancer，CRC）的风险较高，在全球范围内约为同龄人群的 2 ～ 5 倍。IBD 相关 CRC 源自慢性炎症，Eaden 等综合了 116 项相关研究，发现 UC 患者患病率为 3.7%，全结肠炎患者中结肠炎相关 CRC 的患病率则为 5.4%，UC 患者 10 年 CRC 的累积发病率为 2%，20 年为 8%，30 年为 18%。与散发 CRC 不同，IBD 瘤变组织常常扁平、多灶性。长病程、广泛重度结肠炎、家族 CRC 史可明显升高 CRC 发病率。UC 患者左半结肠炎或更大范围的病变属于危险因素。在 CD 中，广泛病变（超过 1/3 结肠）患者患 CRC 风险升高，同 UC 患者类似，在评估病变范围

时需同时考虑内镜和组织学，此两种因素可以反映疾病活动范围。

②目前随访策略及不足：IBD 的患者在起病 8 ～ 10 年后，每 1 ～ 2 年进行结肠内镜检查，目的之一是早期发现 IBD 相关 CRC 的发生。2010 年 Farraye 等结直肠癌随访策略中亦提出异性增生相关病变或肿块（dysplasisa-associated lesion or mass，DALM）、腺瘤样肿块（adenoma-like mass，ALM），这里异性增生指局限于基底膜内的肿瘤样上皮，其提示 UC 患者已存在高度恶变风险的最可靠标记。对于 DALM 的定义上存在争议，但一般认为 DALM 仅发生于炎症性肠病中炎症累及的肠黏膜；而 ALM 是位于 IBD 受累肠段近端或病变肠段之间正常黏膜上的异性增生病变，通常认为是与 IBD 无关的散发病灶。该两者的自然史以及恶变风险的差异推荐不同的治疗原则。ALM 的恶变风险低，无论其病理表现为轻度或重度异型增生，治疗上均选择息肉切除术。如若病灶能被完全切除，且边缘和周边黏膜活检均未发现异性增生，则定期结肠镜随访即可。而 DALM 因其恶变风险高，常建议结肠切除术。

目前发现规律随访内镜的患者可能更早期发现癌变，IBD 相关 CRC 的内镜随访创伤较大，如对于明确的全结肠炎，需要从盲肠至直肠每 10cm 进行 4 象限的活检，至少

获取 32 处活检标本；对于非全结肠炎，应就病变区域进行
多点随机活检。这样多点随机活检的方法不仅耗时、耗力
且有多点活检后的并发症风险。

③共聚焦内镜在 IBD 相关 CRC 中的应用现状：A. 诊
断上皮内瘤变：在 2007 年，Kiesslich 等人第一次使用色素
内镜引导下 eCLE 研究 UC 患者瘤变的检出率。共纳入 161
例长病程 UC 患者，按 1∶1 随机分为 eCLE 组和对照组。
研究得出使用 eCLE 增加了 4.75 倍的检出率（$P=0.005$），
同时减少 50% 的活检块数。第一次证实，eCLE 对 IBD 瘤
变预测率有较高的准确度（灵敏度 94.7%，特异度 98.3%，
准确度 97.8%）。B. 共聚焦显微内镜鉴别 DALM 和 ALM：
由于 CLE 最大可放大 1000 倍，在 2007 年，Hurlstone 使
用 CLE 对 UC 患者中 DALM 和 ALM 的差异进行研究，发
现 36 个患者的 CLE 诊断准确率达 97%。然而目前 DALM
诊断的金标准仍为组织病理学检查，且诊断需要两位病理
医生同时诊断。因此靠 CLE 图像在体诊断 DALM 仍需要
更多的临床证据支持。

（2）共聚焦显微内镜在 IBD 患者活动度评估中的作用，
共识推荐（共 10 条，"●"：通过，"■"：拒绝）

● 升阶梯治疗和降阶梯治疗应当由个体化的方法所代
替，包括显微内镜评估黏膜。

● CLE 能够在体识别 CD 相关组织改变。

● CLE 能够在体识别 UC 相关组织学改变。

● IBD 患者随访过程中，CLE 应当用于检查普通内镜下无炎症的区域。

● CLE 能够在体重新定义该术语——黏膜愈合。

● CLE 能够在体、动态、实时地评价肠道屏障功能和血管的通透性。

● 在常规病理检查以外，CLE 能够发现新的病程预测因素。（例如：上皮间隙，细胞脱落，特异性和动态的血管类型）。

■ 在 IBD 患者中，CLE 能够通过预测病程和监测黏膜炎症的真实状态从而建立专门的管理策略。

■ CLE 可能在症状出现前预测疾病的复发。这可能导致为了避免疾病急性暴发，将在无症状时即启动药物治疗。

① IBD 活动度评估的现状：IBD 作为一种慢性反复发作而无自愈倾向的疾病，我们希望通过控制疾病活动从而达到改善生活质量并减少远期并发症的目标，一般有两种方法：一是升阶梯治疗，对于中至重度活动患者，起始药物较为温和，如无效则升级治疗方案；二是降阶梯治疗：是较为积极的方案，比如早期使用生物制剂和免疫调节剂。无论哪种方法，活动度评估贯穿治疗始终。目前 IBD 活动

度评估包括：临床症状、生化指标、内镜、组织学等方面，并建立了相关活动度评分系统，然而这些评分系统仍难以满足个体化治疗的需要。

近些年，"黏膜愈合"得到越来越多的关注，并在生物制剂临床试验中作为主要终点事件，我们认为经治疗达到黏膜愈合组复发率明显低于未达到黏膜愈合组。但事实上，IBD 领域黏膜愈合仍无明确而统一的定义。

在 IBD 领域，Burto I.korelitz 等人在 1984 年首次使用"黏膜愈合"，其通过乙状结肠镜发现 1/3 黏膜正常的 CD 患者在显微镜下仍能见到炎症反应。因此黏膜愈合最初的定义为组织学缓解，但该定义未能推广至临床工作。Geboes 等人在 2004 年就明确指出了组织学活检在 IBD 活动度中的局限性，比如 UC 的病变用肉眼难以发现，活检存在盲目性，随机取材的组织学结果难以代表整个结直肠的炎症状态。因此，"黏膜愈合"的意义转变为肠镜下无肉眼可见的溃疡等病变。

在 2012 年发表的 EXTEND 研究中第一次使用"黏膜愈合"作为生物制剂治疗的终点事件：其使用 CDEIS（Crohn's Disease Endoscopic Index of Severity）评估阿达木单抗疗效，证实生物制剂能够让更多中重度 CD 患者达到"黏膜愈合"。但是，我们需要注意"溃疡消失"是一个"全或无"的终点，没有将疾病改善情况进行量化分级。CDEIS、简化 SES-CD 评分虽可更加细致地评估内镜下 CD 活动度，但操作较复杂，受观察者间变异的影响较大，仅聚焦于溃疡，难以定义阈值（内镜下评分与远期结局的关系），临床应用价值有限。

UC 中，黏膜愈合定义更难以确定，因为疾病活动往往与可见溃疡无关。在 Baron 和修正 Baron 评分、Mayo 评分、Sutherland、Powell-Tuck 等评分系统中，Mayo 评分最常用，其内镜下黏膜愈合定义为：评分小于 1 分（正常黏膜；失去正常血管形态，但触碰不易出血）。2011 年，Colombel 等人使用英夫利昔单抗治疗 UC 时发现：在 54 周的随访中，Mayo 临床内镜评分为 0 ~ 1 分组结直肠切除手术率明显低于 2 ~ 3 分组，证实黏膜愈合作为临床治疗目标能够带来远期获益。

目前临床试验中广泛使用内镜下"黏膜愈合"作为治疗终点事件，也确实能够带来临床获益，但很显然仅依靠"黏膜愈合"难以满足个体化治疗的需要，且其忽视了组织学改变在活动度评估中的作用，因此有学者提出将症状、内镜评分、组织活检病理、生物学指标等纳入同一评价体系，建立多维度的临床活动度评估标准，遗憾的是，至今尚未成功建立，但是随着共聚焦显微内镜的出现，其能观察到一些新的形态学改变，甚至能够观察到功能改变，不仅能够重新定义"黏膜愈合"，且可能建立一个全新的基于共聚焦内镜的 IBD 管理策略。

②共聚焦内镜在 IBD 活动度评估中的应用现状：共聚焦显微内镜可在体观察到组织学水平图像，并与组织病理学有良好的一致性，且具有无创的优势，可将组织学评估真正纳入 IBD 管理决策。

在 UC 中，有多项研究验证了 CLE 与组织病理的一致性。2007 年 Kiesslich 等人使用 eCLE，从隐窝结构、炎性细胞浸润和微血管改变 3 个方面描述 UC 患者的黏膜炎症反应，将其分为无、轻至中度和重度炎性反应 3 个等级。以组织病理学为金标准，此 CLE 分级标准对评估 UC 活动度的准确率为 92.5%。2008 年，Watanabe 等人验证了 eCLE 图像改变与传统组织病理的一致性。2010 年，Li 等人单纯以隐窝结构来评估 UC 的活动度，同时分别单独评价了隐窝结构、微血管改变和荧光渗漏对评估 UC 炎性反应活动度的准确率，发现这三者均与组织病理学有良好的关联性。

在 CD，2012 年 Neumann 等人用 CLE 检查 CD 和非 IBD 患者，发现其 CD 患者 CLE 特点主要包括隐窝数量改变（增多或减少）、隐窝结构扭曲、微糜烂灶、细胞浸润、新生血管形成、杯状细胞数量改变（增多或减少），并由此建立了克罗恩病显微内镜活动度评分（Crohn's Disease Endomicroscopic Activity Score，CDEAS），有研究已经证实：CDEAS 与 CRP 有明确的相关性，遗憾的是目前尚未见到 CDEAS 与组织病理学一致性研究的报道。

既然 CLE 和组织病理学有高度的一致性，是否能用 CLE 在肉眼无炎症区域识别出显微镜水平的炎症改变？2013 年，Neumann 等人使用 pCLE（基于隐窝和血管改变）与组织病理学对比，预测组织学炎症的灵敏度、特异度、准确度分别为 94%、81%、87%，阳性预测值、阴性预测值分别为 82% 和 94%。同年，Coron 等人使用 CLE 和常规组织学对 73 例缓解期（Harvey-Bradshaw<3 或 CDAI<150）的 IBD（包括 UC 和 CD）患者进行系统检查，发现 pCLE 和常规组织学有良好的相关性，并且在 29 名普通肠镜下无炎症的患者中发现了显微镜水平的炎症改变。这些研究证实了 CLE 在肉眼无炎症区域发现组织学水平炎症改变的价值。

虽然我们确实通过 CLE 无创伤地发现了一类普通肠镜显示缓解而组织学水平存在炎症改变的 IBD 人群，但这部分人群与组织学水平缓解的人群长期病程有何不同？此类人群能否通过目前的药物治疗获得 CLE 水平或组织学水平的缓解？这些问题仍需要更多的前瞻性随机对照研究来证实。

62. 共聚焦显微内镜在屏障功能方面的价值

共聚焦显微内镜与组织的一致性，为其替代组织学活检提供了依据，但 CLE 在评价上皮间隙、荧光素漏等黏膜屏障功能，则是其无可替代的优势所在。

肠道屏障功能在 IBD 发病中起着重要作用。已经有研究证实 IBD 家属的肠道通透性增加，有学者证实，由于屏障功能受损，肠道菌群侵入肠壁后持续激活免疫系统，最终引发肠道持续性炎症。

传统的屏障功能检查方法：①细胞旁路吸收和分泌的通透性的无创检查方法，有利于评估一整段肠道的通透性，却无法进行形态学评估，临床应用价值低。②体外活检标本的方法，比如体外黏膜电检测、扫描电镜等，却存在有创、离体等不足。这些方法都难以应用于临床。

既往我们认为黏膜屏障功能包括：上皮细胞和上皮细胞间紧密连接。隐窝底的干细胞分化成熟的上皮细胞移位至小肠绒毛或结肠表面并脱落，覆盖消化道的上皮细胞每 3 ～ 5 天会更新，比如在小鼠体内，几乎每分钟都有一个细胞从绒毛末端脱落。在传统组织病理技术手段下，

Bullen 等人在离体组织中，小心地采集标本并柔和地固定，曾观察到上皮绒毛细胞正在自然脱落的过程中。此时，我们已经发现上皮细胞不断脱落情况下，黏膜完整性不仅仅包括细胞和细胞间紧密连接，还包括上皮细胞脱落后的上皮细胞间隙。然而，由于技术问题，即使在连续切除的标本上也难以清晰地鉴别上皮间隙，且在固定后的组织中证实上皮细胞间隙可能受切除和固定操作影响。

共聚焦显微内镜可以在体获得人小肠上皮高分辨率的图像，并通过上皮细胞间隙、上皮连续性、荧光素漏等指标评价局部屏障功能。

2005 年，Watson 等人使用共聚焦显微内镜研究小鼠肠道时发现上皮细胞脱落留下间隙或上皮细胞不连续性，此过程几乎每 8 ~ 12 分钟发生一次，但是这并没有损伤小鼠肠道的屏障功能。2007 年 Kiesslich 等人使用 eCLE，在吖啶黄染色下，第一次在体证实人消化道上皮细胞间隙的存在，并提出了 CLE 图像下：肠道上皮间隙和杯状细胞的鉴别方法；并发现，使用 TNF-α 可诱导小鼠肠道产生更多的上皮细胞间隙，但不是每一处上皮细胞间隙皆存在屏障功能障碍——荧光素漏。2009 年，Watson 等人再次证实细胞脱落可导致部分上皮间隙处黏膜屏障功能障碍。

然而上皮细胞间隙维持屏障功能完整的机制仍然未

知。直到 2011 年 Guan 等人发现存在紧密连接蛋白混合物的再分布，包括 ZO-1 和闭锁蛋白，以漏斗的形式包绕脱落细胞基底部侧面；同年 Marchiando 等人研究发现，病理性上皮间隙仍可由紧密连接延伸来维持局部屏障功能。这些研究初步解释了如何在上皮间隙脱落时维持屏障功能。

Liu 等人在 2011 年证实：IBD 患者的上皮细胞脱落确实增多，该研究使用 pCLE 研究，并将上皮间隙进行量化——间隙数 /1000 个上皮细胞，6 例对照患者与 8 例 CD 患者，结果上皮间隙密度分别为：17.7 ± 5.6 和 117 ± 33 间隙 /1000 细胞。正如前所述，上皮间隙并不等同于屏障功能障碍（荧光素漏），正常人群亦存在上皮细胞间隙，但几乎没有荧光素漏，上皮细胞间隙密度在 IBD 患者中升高的临床意义仍然未明。

然而同样是上皮间隙为什么通透性不同？机制仍有待研究。2012 年，Kiesslich 等人研究了上皮间隙和荧光素漏的关系，以明确是否细菌等毒物可以上皮间隙入侵肠壁。该研究发现了上皮间隙处荧光素漏流动方向的 4 种模式：从肠腔至肠壁、从肠壁至肠腔、双向流动、无流动。该研究第一次对局部屏障功能进行了量化分级并探索其临床意义。其纳入了临床缓解期的 UC、CD 患者，在白光内镜下表现正常的回肠末端，通过 eCLE 发现黏膜屏障功能障碍：

上皮细胞脱落、荧光渗漏，并建立 Watson 分级以量化评估黏膜屏障的严重程度；通过前瞻性研究发现：Watson Ⅱ级、Ⅲ级的 IBD 患者比 Watson Ⅰ级患者的 1 年复发率更高，其预测 IBD 复发的灵敏度、特异度和准确度分别为62.5%、91.2%和79%。该研究提出了量化评价屏障功能障碍的方法，并提示屏障功能障碍严重程度可能与疾病复发率有关。

同在 2012 年，Turcotte 进一步研究了上皮间隙的临床意义，该研究使用 pCLE，21 例 CD 患者、20 例 UC 患者，平均随访 14 个月，主要终点事件为：住院率和手术率，发现间隙密度每增加 1%，危险率增加为 1.1（95% 可信区间1.01 ~ 1.20)，再一次证实上皮间隙与长期病程的相关性，该研究还发现上皮间隙水平与内镜活动度评分和 CRP 水平无相关性，与是否使用生物制剂治疗无关。但该研究人群较小，结果为边缘阳性（可信区间 1.01 ~ 1.2)，仍需更大规模的研究来证实，但提示上皮间隙可能是与内镜下活动度评分、CRP 无关的独立预后因素，使用生物制剂治疗可能难以改善局部屏障功能。

目前一些研究证实上皮间隙、荧光素漏等对疾病复发的预测价值，然而我们是否能够因屏障功能障碍而启动药物治疗，目前上市的药物能否使屏障功能恢复正常，局部屏障功能障碍与组织学水平炎症改变的关系，这些问题仍需要进一步的临床研究。

CLE 时代的黏膜愈合可能定义为：组织学水平和屏障功能恢复正常。或许目前药物治疗难以使大部分人群达到该治疗目标，但是随着肠道屏障功能维持机制研究的深入，比如杯状细胞、肠道黏液在肠道屏障功能障碍的作用，改善肠道屏障功能的新型药物将于不久面世，而基于 CLE 炎症状态和屏障功能建立的 IBD 管理策略也将彻底改变 IBD 患者自然病程。

63. 其他方面共识推荐（共 3 条，"●"：通过，"■"：拒绝）

● 对于 IBD 患者，为了启动个体化治疗并减少药物相关不良反应、病死率和医疗花费，可以使用 CLE 预测 anti-TNF 药物的治疗反应。

Anti-TNF 的发展明显地改变了 IBD 的治疗过程，但部分患者治疗效果较差，鉴于该类药物昂贵的费用及药物不良反应，提前筛查药物敏感人群显得尤为重要，但目前没有任何模型可以预测敏感人群。

2014 年，Atreya 等人使用荧光素化的膜型 TNF 抗体，以 25 例 CD 患者为研究对象，使用 pCLE 进行检查，发现 mTNF+ 细胞数目多的组与低 mTNF+ 细胞组相比，前者有明显的高的短期应答率（12 周治疗后），通过内镜随访观察黏膜愈合证实，这种反应可持续一年。该研究为选择 Anti-TNF 敏感人群提供了思路，但仍需要在体研究和更大人群的研究。

■ CLE 可以在体识别淋巴细胞性结肠炎相关的组织改变。

CLE 在除外其他肠道炎性疾病方面有潜在价值，比如：淋巴细胞性结肠炎，目前已经有两个病例报道，分别使用 eCLE 和 pCLE 在体识别出淋巴细胞性结肠炎，并提示 CLE 可以诊断淋巴细胞性结肠炎的活检数目，但仍需要规范的临床试验来验证。

■ CLE 可以在体识别胶原性结肠炎相关的组织改变。

胶原性结肠炎：目前已经有一个病例报道描述了 eCLE 在胶原性结肠炎中的表现，但仍需要更多临床实践来证实 CLE 能够识别胶原性结肠炎。

附临床病例：中年女性 UC 患者，病史 10 年。3 年前腹泻症状发作，激素抵抗；英夫利西（IFX）治疗达临床缓解后，继续使用 IFX1 年半维持治疗；后使用 AZA 维持治疗 2 年余。图 6、图 7 为结肠镜和共聚焦内镜图像。

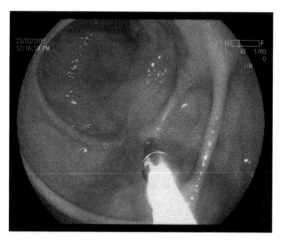

图6 结肠镜黏膜愈合，血管网欠规则，未见黏膜糜烂和溃疡（彩图见彩插3）

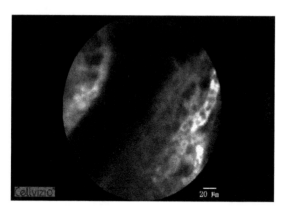

图7 共聚焦内镜下见细胞间隙增宽，荧光素渗出；说明黏膜愈合不完全，
临床仍应该继续维持治疗

参考文献

1. Wang KK，Carr-Locke DL，Singh SK，et al.Use of probe-based confocal laser endomicroscopy（pCLE）in gastrointestinal applications. A consensus report based on clinical evidence.United European Gastroenterol J，2015，3（3）：230-254.

（田雨　贺胜铎　郑悦　整理）

中国炎症性肠病基因问题

　　我国 IBD 患病率逐年上升，然而其病因不明，目前认为是由多因素相互作用所致，主要包括环境、遗传、感染和免疫因素。IBD 发病的一个重要现象是 IBD 患者一级亲属发病率显著高于普通人群，而患者配偶的发病率不增加。国外大规模研究发现，CD 发病率单卵双胞显著高于双卵双胞。近年已有大量关于 IBD 相关基因的报道，证实 IBD 的发病具有遗传易感性。

　　IBD 是一种复杂的多基因疾病，近年来，IBD 遗传易感性的研究取得了突破性进展，如确定了染色体上一些 IBD 的易感座位，发现了一些易感基因，但这些基因信号转导途径的具体机制依然未明，而且遗传异质性和种族差异十分突出，基因型与临床表型的关系尚未完全阐明。人类基因组学研究为阐明 IBD 发病机制做出了巨大贡献，研究结果认为 IBD 与传染性疾病具有相似的易感性基因。已有共计 163 个基因位点被认为可导致 IBD 易感，如图 8 所示，其中，110 个基因位点与 CD、UC 均有关，23 个基因位点是 UC 特异性的，30 个基因位点是 CD 特异性的。在 CD 中，被发现的基因主要与胞内细菌的防御过程、自噬、固有免疫有关。而 UC 则主要集中于肠黏膜上皮的屏障功能。大部分易感基因位点同 CD、UC 均有关系，提示几乎一种疾病的所有生物学机制在另一种疾病中也起作用。有

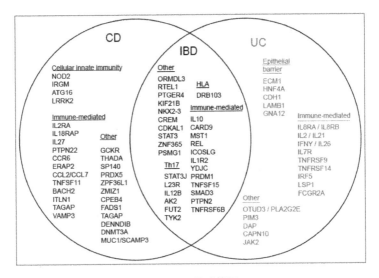

图 8　IBD 易感基因

趣的是，大部分易感基因位点与其他一些免疫相关性疾病也相关，特别是免疫缺陷性疾病和结核分枝杆菌病。本文将结合我国研究报道，将 IBD 基因问题作一概述。

64. IBD1-7

近年发展起来的全基因组关联研究大大改进了我们对 IBD 易感基因的解析。研究结果显示 IBD 易感基因分布于第 1、3、4、5、6、7、10、12、14、16、19 号和 X 染色体上，其中第 16、12、6、14、5、19 和 1 号染色体被命名为 IBD1-7，提示 IBD 为一多基因参与的复杂疾病。IBD1区域的候选基因有 NOD2，CD11，CD19，IL-4R；IBD2 区域的候选基因包括 IFN-r，Vitamin D receptor，NRAMP2，STAT-6，AVIL 等；IBD3 区域含有 IBD，尤其是 UC 的易感基因，HLA-A，B，C，E，F，G；MIC-A，B；HLA-DR，DP，DQ，DM；LMP-2，7；TAP-l，2；TNF-a，b；HsP-70；C4，C2 等；IBD4 区域候选基因有 TCR-a/r；Angiogenins；leukotriene B4 receptor 基因。IBD5 的候选基因有：IL-3，4，5，23，CSF-2 等。

65.CARD15/NOD2 基因

在 IBD 易感基因研究中，位于 IBD1 的 CARD15/NOD2 是第一个通过基因连锁分析发现的 CD 易感基因。NOD2 可通过 LRR（leucine-rich repeat，富含亮氨酸的重复单位）识别细菌肽聚糖胞壁酰二肽（MDP），从而刺激抗微生物肽如 α- 防御素的分泌以保护宿主。NOD2 基因的 1007fsinsC 移码突变可使其蛋白丢失远端的 33 个氨基酸，从而影响核因子 NF- κ B 的激活。完整的 NOD2 可阻碍 Toll 样受体 2（TLR2）对 NF- κ B 的激活，突变型 NOD2 则起相反作用。NOD2 基因已被证实为西方人 CD 发病的毒力危险因素，是被明确的第一个 CD 的易感基因。而日本、中国 CD 患者中未发现该基因常见的三个单核普酸多态性发生（1007fs，G908R，R702W），提示我们 NOD2 基因型的分布存在种族差异。本实验室通过对 UC 和 CD 患者 NOD2 基因常见突变位点所在外显子测序分析，未发现 NOD2 有意义的突变。而曹倩等通过 NOD2 全基因测序研究发现，在中国汉族人群中，NOD2 基因 EXON4 内存在两个新的突变 109665（A/G），110240（A/G）位点，其在 CD 患者中的突变率分别为 93.7% 和 81.2%，而健康对照者分别为 12.5% 和 63%，提示中国汉族 CD 患者发病可能与 NOD2 基因的这两个突变相关。很长一段时间以来，人们认为 NOD2 基因与东方人 CD 的发病关系并不密切，这一研究表明 NOD2 基因的突变仍然有可能是诱发 CD 的一个重要遗传背景。有关 NOD2 两个新的突变位点是否有意义，是否改变 NOD2 的蛋白结构及功能有待进一步研究。

66. 自噬相关基因 ATG16L1、IRGM

ATG16L1 蛋白主要表达于肠上皮细胞和 CD4+，CD8+，CD19+ 淋巴细胞，是一种处理细胞内细菌的自噬小体代谢途径的蛋白。最早是在西方国家开展的 GWAS 中被确认为 CD 的易感基因。研究发现，位于 ATG16L1 蛋白 N 末端 WD 重复结构域的 Ala197Thr 氨基酸多态性与 CD 显著相关，与 UC 无相关性，提示宿主对胞内细菌反应在 CD 发病中可能发挥作用。虽然西方多项研究都表明了自噬基因与 IBD 发病相关，但中国、日本、韩国的研究均没有发现二者之间有类似的关联。同样 IRGM 多态性与 IBD 易感性在东西方种族和民族之间同样存在巨大差异。

67. IL23/Th17 信号通路相关基因

国外研究报道 IL23/ Th17 信号通路中多个基因与 IBD

发病显著相关，如 IL23R、IL12B、STATA3、JAK2、IL-10、IL22、IL26。同时进一步确认了 IL23/ Th17 通路在 IBD 的遗传易感性中所起的重要作用。大量西方的研究证实 IL23R 是 IBD 的易感基因，然而亚洲尤其是东亚的研究成果则与西方存在较大差异。一项日本的病例对照研究显示，CD 患者中已知的 IL23R 的 SNPs 位点中，只有 2 个位点即 rs11209026 和 rs11465804 可以在该人群中得到确认，但是却与 CD 易感性无关。韩国的一项研究共分析了 IL23R 的 5 个 SNPs，发现 2 个基因突变（rs1004819 和 rs1495465）会增加 CD 的发病风险，并且这两个突变可能与狭窄和穿孔关系密切。而以色列的一项研究发现在犹太人中，IL23R 编码突变等位基因 R381Q 会降低 CD 的易感性。我国学者在汉族人群中开展的一项研究表明，已知的 35 个 IL23R SNPs 均与 CD 不相关，而一个新的非同义位点 rs11465788（Gly149Arg）与 CD 易感性相关，尤其是在非狭窄和非穿透型的患者中。IL23 信号通路相关基因的遗传易感性还有待进一步研究。

*68.*CTLA4

人类细胞毒 T 淋巴细胞相关抗原 4（CTLA4），主要表达在激活的 T 细胞表面，是重要的 T 细胞活化负性调节因子。目前已发现多个 CTLA4 基因多态性位点，用于研究自身免疫性疾病的遗传易感性。欧美国家研究证实，CTLA4 基因与多种自身免疫性疾病遗传易感性相关。CTLA4 基因多态性具有生物学行为，研究发现 CTLA4 启动子 -318 位点与外显子 1 +49 位点可影响 CTLA4 mRNA 及蛋白的表达。我国学者在汉族人群中以 UC 患者为研究对象，对 CTLA4-1661 位点、CT60 位点、微卫星、-318 位点、+49 位点等多态性和 UC 易感性进行了相关性研究，发现 CTLA4-1661 位点 A/G，C-658T 和微卫星长片段（≥ 118bp）与 UC 相关。而日本学者发现 G+6230A 位点 A/A 基因型的频率在 UC 患者中降低。

来自德国的 Sebastian 教授选取两例患早发克罗恩病伴严重自身免疫疾病的患者（他们是同母异父的兄妹）及其家人进行了外显子测序，免疫细胞的表型和功能进行分析，在计算机上模拟并在体外对细胞毒性 T 淋巴细胞相关蛋白 4（CTLA-4）的结构和功能进行了分析。研究发现 CTLA-4 Y60C 突变影响了进化高度保守的残基（CTLA-4 Tyr60），该变异可能影响蛋白质的折叠及结构的稳定性，并可能使得 CTLA-4 蛋白的二聚作用及与 CD80 结合作用受损。研究同时发现 CTLA-4 Y60C 携带者的肠道炎症和自身免疫显示出不完全外显率，即携带者临床表现的范围可以从无症状携带者状态延伸到致命的自身免疫和肠道炎症状态。结果表明 CTLA4 的变异可能是早发型克罗恩病伴严重自身免疫疾病的孟德尔遗传型的基础，但自身免疫疾病的不完全外显性进一步提示可能还存在其他遗传因素以及环境因素作用。

69. TNFSF15 基因

肿瘤坏死因子 15 （TNFSF15，TL1A）是新发现的肿瘤坏死因子超家族细胞因子，其结构与其他 TNF 家族成员相似。研究发现 TNFSF15 在 IBD 发病过程中起重要作用。正常组织中很难检测到 TNFSF15，而 IBD 患者血液以及肠黏膜组织中 TNFSF15 水平较正常人显著增高。研究发现，TNFSF15 通过与配体 DR3 结合，能促使初始 T 细胞向 Th1 和 Th17 分化，而且也能增强 Th1 和 Th17 的效应功能。基因关联研究发现 TNFSF15 与 IBD 相关。TNFSF15 是目前发现的唯一与亚洲和高加索人种 IBD 均相关的易感基因，也是全基因组关联研究发现的第一个 IBD 易感基因。研究发现，TNFSF15 基因多态性与日本人和韩国人 CD 相关；基因连锁分析发现 TNFSF15 三个主要单倍型（Haplotype）：

A、B、C 中，Haplotype A 与 IBD 正相关，Haplotype B 与 IBD 负相关。我国周峰等人研究发现，TNFSF15 基因的 5 个 SNP 位点 rs3810936、rs6478108、rs6478109、rs7848647 以及 rs7869487 与中国 CD 患者显著相关。而日本和高加索人群的易感单倍型 Haplotype A 在中国 CD 患者中的频率显著高于正常对照。功能性研究也发现，转录因子 GATA 结合蛋白 -3 能与 TNFSF1535-T 等位基因结合，但不能与 TNFSF1535-C 等位基因结合。而 GATA-3 能启动 Th2 型免疫反应，抑制 Th1 型细胞因子的表达。这些结果提示，TNFSF1535-C 等位基因降低转录因子 GATA-3 的结合率，引起 TNFSF15 转录抑制缺失，进而导致 TNFSF15 过量表达，促进 Th1 型免疫反应，最终诱发并加重 CD。而且，TNFSF15 单倍型 B 的 IBD 患者外周血单核细胞在接受 Fc γ R 刺激后，产生更高水平的 TNFSF15。这些结果说明，TNFSF15 的基因多态性改变，影响 TNFSF15 的转录和翻译，参与 IBD 的发生和发展。此外，曹倩等针对 TNF 基因启动子区域转录起始位点上游的六个热点 SNPs（TNF-1031T/C、-863C/A、-857C/T、-380G/A、-308G/A、-238G/A）多态性，采用 PCR-SSP 方法检测发现 TNF-308A 可能与中国汉族 UC 患者遗传易感相关。

70. 其他 IBD 易感基因

HLA 又称人类主要组织相容性复合体，由 Ⅰ 类、Ⅱ 类、Ⅲ 类共三类基因构成，国外研究显示其与 UC 发病密切相关。在这三类基因中，又以 Ⅱ 类基因与 UC 关系最为密切。经典的 HLA Ⅱ 类分子包括 HLA-DP、HLA-DR 及 HLA-DQ。较早研究证实 HLA-DR 基因多态性与日本和韩国 UC 发病相关，但我国的研究发现中国汉族人群 HLA-DR 与 UC 不相关，Fas-670 基因多态性与 IBD 不相关。我国学者研究发现 IL17F 可能是 UC 的保护性基因，该基因 7488 A > G 多态性对溃疡性结肠炎的临床表型也有一定的影响。

MHC Ⅰ 类相关基因是一组免疫反应相关基因，编码主要组织相容性抗体，在机体内起重要作用。MIC 基因包括 MICA、MICB、MICC、MICD、MICE、MICF 和 MICG。研究发现仅 MICA 和 MICB 能够在机体内表达并发挥功能。已有报道显示 MICA/B 多态性与 IBD 相关。一些研究显示，MICA 多态性与 UC 相关。与对照组相比，日本 UC 患者具有显著的高水平 MICA。中国的研究也显示，UC 患者的 MICA-A5.1、MICA-129 突变等位基因 G 和 MICA mRNA 显著高于对照组。同时，UC 患者血清 sMICA 水平也升高。

中国的研究还发现 MICB0106 与 UC 呈显著正相关，尤其与广泛性结肠炎、男性、年龄大于 40 岁显著相关。另外，在 UC 病例和女性病例中，MICB-CA18 所占比例较高。

Toll 样受体是一种表达在肠道上皮细胞上的典型的跨膜蛋白，细胞表面和胞内都有分布，它们在启动肠道固有免疫中有重要作用，肠道中 TLR 信号通路已被证实参与了上皮细胞增殖，IgA 产生，紧密连接的维持以及表达抗菌肽，研究表明 TLRs 突变造成感受细菌功能受损从而作为一个危险因素增加了 CD 易感性。不同的 Toll 样受体可以识别不用的抗原相关分子模式（PAMPs），TLR4 是被最为广泛研究的 Toll 样受体，主要表达在正常结肠上皮。当受到 LPS 刺激后从上皮底部迁移到基底部。CD 患者肠道炎性部位的活检组织 TLR4mRNA 和蛋白水平表达升高。尽管 TLRs 的功能学研究和国外的研究都证实 TLRs 在 IBD 发病中有重要作用，但是中国和韩国的研究结果与西方和日本的结果有很大不同。韩国的一项研究显示，TLR1，2，4，6 以及 CD14 基因多态性与韩国人 IBD 无关。2 项来自日本的研究发现 TLR2、CD14 和 TLR9 多态性与 UC 相关。我国学者发现 TLR4 和 CD14 基因与 UC 无关。而另外 1 项中国的研究发现 TLR4、CD14 以及 NF-KBp65 的 mRNA 和蛋白水平在 UC 患者中显著上调，揭示其可能在

UC 发病中起作用。

71. miRNA 基因

miRNA 基因首先在细胞核内转录成前体转录本 pri-miRNA，并被加工成前体 pre-miRNA，然后被转运到细胞质被加工成成熟的 miRNA。近年来也有较多的证据表明 miRNA 在肠道黏膜上皮的差异性表达对肠道的屏障功能也有着显著的影响，miRNA 也与 IBD 的发生以及发展过程密切相关。 miRNA 表达谱也有可能成为 IBD 患者有效的诊断工具与治疗靶点。研究发现活动期 UC 患者结肠组织中有 11 种 miRNAs 存在差异表达（3 种下调，8 种上调），并发现下调的 miR-192 能负调控肿瘤坏死因子 α 诱导结肠上皮细胞表达趋化因子巨噬细胞炎症肽 2α，可能在 UC 中发挥促炎作用。通过比较活动期 UC 与 CD 患者的外周血 miRNA 表达情况，发现两者异常表达的 miRNA 亦不相同。在 IBD 的不同阶段，血清及结肠组织中 miRNA 存在差异表达。炎性因子肿瘤坏死因子 α 可上调 miR-122a 在肠上皮细胞的表达，过表达的 miR-122a 负调控靶基因 occludin 导致肠上皮细胞通透性增加。研究发现，miR-200b 通过调节靶基因 SMAD2 和 ZEB1 来分别减少波形蛋白和增加钙连蛋白的表达，通过抑制上皮细胞间质化和启动上皮细胞增殖，在 IBD 中有稳定上皮细胞的潜在作用。在 UC 患者和 DSS 诱导的小鼠结肠炎的结肠组织中 miR-19a 表达下调，并发现 miR-19a 能直接抑制野生型肿瘤坏死因子 α 受体进而调控肿瘤坏死因子 α 的表达，miR-19a 将来可能作为抑制 UC 炎性因子分泌的一个治疗靶点。NOD2 是克罗恩病的一个易感基因，体外研究发现，miR-122 通过负调控 NOD2 抑制核因子 κB 通路激活，进而抑制脂多糖诱导的细胞凋亡以及减少炎性因子肿瘤坏死因子 α、干扰素 γ 和增加抗炎因子 IL-4、IL-10 的分泌。miRNAs 在 IBD 中存在差异表达，并通过调控靶基因参与 IBD 的发病过程，在疾病的发展过程中发挥作用。

72. 儿童 IBD 易感基因

目前已经明确基因在儿童与成人 IBD 中起着重要作用，但它在老年 IBD 的作用仍不明确。基因在儿童发病的 IBD 中所起的作用比老年 IBD 患者强。在 CD 患者中，＜ 17 岁的患者中 16% 有家族史，而老年患者中只有 7%（＞ 60 岁）。在 UC 中，13% 小于 17 岁的患者有家族史，老年中只有 3%。

国外研究报道 NOD2 基因突变与回肠 CD、狭窄、瘘管、肠道切除术相关，且年龄小者多见，≤ 16 岁占 51.5%，≥ 17 岁占 37.5%。几个尚未在成人中报道的可疑位点已经在儿童中发现，包括 TNFRSF6B 和 PSMG1 基因，SNP rs3792876 在 SLC22A4/5 的纯合性也被发现在儿童时期发病的 CD 中更为常见。Jung 等人对 40 个极早期发病的 IBD 患儿（< 10 岁，very early-onset IBD）VEO-IBD ＝测定了 IL-10RA、IL-10RB、IL-10 的序列，发现 40 个人中有 14 人在 1 岁内发病，其中 7 位 IL-10RA 突变（17.5%），即一半的婴儿 IBD 都有 IL-10RA 突变。剩下的 26 个儿童（诊断时 > 1 岁）均无 IL-10RA 的突变。没有发现 IL-10RB、IL-10 突变，提示 IL-RA 在 VEO-IBD 中可能发挥重要作用。通过对国外文献报道与 CD 密切相关的遗传易感基因分析。对北京大学第一医院 6 例患儿基因组 DNA 进行 PCR 测序分析，发现我国与国外的易感基因位点不一致。国外很多突变位点在我国患儿检测不到。有些突变不会引起氨基酸序列的改变，不会影响基因功能。与西方国家比较有新的突变位点发现，如 IL-10RA，第 4 外显子剪切位点 A/G 杂合突变，可能影响剪切；7 外显子 A ＞ G 纯合突变未见报道，是否影响 IL-10 功能有待进一步深入研究。此外还存在 ATG16L1 c.898A ＞ G，p.T300A，杂合突变，PTPN22，c.1858T ＞ C， p.R620W 纯合突变，其功能学有待进一步研究。

73. 我国 IBD 易感基因特点

近年来，亚洲多个区域包括我国在内，IBD 的发病率都在逐渐升高，但是 IBD 的发病机制依然是困扰广大科研和临床工作者的巨大难题。武汉大学夏冰教授对国人 TNF-α、LT-α、HLA-DRB1、MICA、MICB、IL-1β/IL-1、IL-1RA、Fas、STAT6、TLR2、TLR4/CD14、NOD2、MTHFR、CTLA-4 等基因多态性进行了研究，发现 CTLA-4 微卫星长片段、MICA 和 MICB 与 UC 相关，MTHFR 与 UC 严重度相关，未见其他基因与 UC 相关。提示我国 IBD 患者的基因型分布与西方国家有所不同，IBD 遗传易感性存在种族差异或遗传异质性。此外，IBD 的遗传易感性还表现在对药物治疗的反应、不良反应等方面。研究发现药物治疗失败需行肠切除术的 CD 和 UC 患者，其外周血淋巴细胞 MDR 表达显著增加。此外，糖皮质激素抵抗还与其受体表达水平以及编码该受体的基因多态性有关，激素抵抗型 UC 中糖皮质激素受体过度表达，而激素敏感型 UC 则相反。夏冰等证实 MTHFR 677TT 基因型与 UC 严重度及治疗不良反应有关。

近日发表在《柳叶刀》的一项基因关联分析研究结果提示，炎症性肠病是一个由三种具有连续性的类型组成的统一体，而并非分成克罗恩病和溃疡性结肠炎。研究者发现三个基因位点（NOD2、MHC 和 MST1 3p21）与 IBD 亚型相关。这些位点主要与病变部位、疾病亚型相关。研究数据支持 IBD 是一种存在连续性的疾病，相较于当前将其分成 CD 和 UC 两种类型来说，建议将其分成三种（回肠型 CD、结肠型 CD 和 UC）似乎更为合适。病变部位是患者疾病内在固有的表现（部分由基因决定），且其驱动了疾病行为随时间发生改变。研究人员对将近 3 万 IBD 患者进行基因风险评分来研究 IBD 自然病程下潜在的基因异质性。最终有 3 个基因位点达到全基因组意义：3p21 (MST1)，NOD2，和组织相容复合体（MHC）。与前期研究类似，NOD2 与 CD 疾病行为密切相关，但是调整其他表型后发现：NOD2 与 IBD 疾病行为的相关性几乎完全由病变部位和初诊年龄所决定。人白细胞抗原（HLA）等位基因与 IBD 的易感性、病变部位和病变范围相关：HLA-DRB1*07：1 是预示结肠病变最强的信号，同时也是 CD 和 UC 共同的最强风险的等位基因；rs77005575 与 CD 的疾病行为具有相关性；HLA-B*08 是 UC 病变范围最强的信号；HLA-DRB1*13：01 是 UC 诊断年龄的最强信号。基因风险评分强烈支持结肠型 CD 是回肠型 CD 与 UC 之间的中间状态。在此基础上，应该将两种亚型的 CD 单独分类。

Barrett 教授认为：尽管我们发现 200 个基因区域与 IBD 相关，但是只有 3 个与临床类型单独相关，我们临床上对患者的分类方式并没有确切地符合他们各自真实的生物学特性。在未来这项研究的基因学结果能够有助于改善临床分类。个体化治疗需要了解在特定的患者中哪些细胞受病变累及，以及在维持健康和过度炎症的平衡中它们是如何发生病变的。

总之，目前遗传因素对东西方 IBD 的致病作用及影响得到大家的一致认可。而且，大量研究发现东西方之间 IBD 易感基因的人群特异性差异是非常显著的。IBD 是一种复杂的多基因疾病，近年来，IBD 遗传易感性的研究取得了突破性进展，发现了一些易感基因，但这些基因信号转导途径的具体机制依然未明，而且遗传异质性和种族差异十分突出，基因型与临床表型的关系尚未完全阐明。中国 IBD 研究者和临床工作者应相互协作，采用多中心、大样本、标准化的研究方法，以确定国人 IBD 的易感基因及其功能和相关信号通路，明确基因型与临床病理表型，将有助于确定不同区域 IBD 的致病原因，阐述 IBD 的具体发病机制和进行更优化的精准治疗。

参考文献

1.Ek WE, D'Amato M, Halfvarson J. The history of genetics in inflammatory bowel disease. Ann Gastroenterol, 2014, 27：294-303.

2. Momozawa Y, Mni M, Nakamura K, et al. Resequencing of positional candidates identifies low frequency IL23R coding variants protecting against inflammatory bowel disease. Nat Genet, 2011, 43：43-47.

3.Rivas MA, Beaudoin M, Gardet A, et al. Deep resequencing of GWAS loci identifies independent rare variants associated with inflammatory bowel disease. Nat Genet, 2011, 43：1066-1073.

4.Chen Z, Brant SR, Li C, et al. CTLA4 -1661A/G and 3' UTR long repeat polymorphisms are associated with ulcerative colitis and influence CTLA4 mRNA and protein expression. Genes Immun, 2010, 11：573-583.

5.Zeissig S, Petersen BS, Tomczak M, et al. Early-onset Crohn's disease and autoimmunity associated with a variant in CTLA-4. Gut, 2015, 64：1889-1897.

6.Li Y, Xia B, Lu M, et al. MICB0106 gene polymorphism is associated with ulcerative colitis in central China. Int J Colorectal Dis, 2010, 25：153-159.

7.Kim EJ, Chung WC, Lee KM, et al. Association between toll-like receptors/CD14 gene polymorphisms and inflammatory bowel disease in Korean population. J Korean Med Sci, 2012, 27：72-77.

8.Fuse K, Katakura K, Sakamoto N, et al. Toll-like receptor 9 gene mutations and polymorphisms in Japanese ulcerative colitis patients. World J

Gastroenterol, 2010, 16 : 5815-5821.

9.Yu ZH, Huang F, Xu N, et al. Expression of Toll-like receptor 4, CD14, and NF-kappaB in Chinese patients with ulcerative colitis. J Immunoassay Immunochem, 2011, 32 : 47-56.

10.Wu F, Guo NJ, Tian H, et al. Peripheral blood microRNAs distinguish active ulcerative colitis and Crohn's disease. Inflamm Bowel Dis, 2011, 17 : 241-250.

11.Iborra M, Bernuzzi F, Correale C, et al. Identification of serum and tissue micro-RNA expression profiles in different stages of inflammatory bowel disease. Clin Exp Immunol, 2013, 173 : 250-258.

12.Ye D, Guo S, Al-Sadi R, et al. MicroRNA regulation of intestinal epithelial tight junction permeability. Gastroenterology, 2011, 141 : 1323-1333.

13.Chen Y, Xiao Y, Ge W, et al. miR-200b inhibits TGF-beta1-induced epithelial-mesenchymal transition and promotes growth of intestinal epithelial cells. Cell Death Dis, 2013, 4 : e541.

14.Chen B, She S, Li D, et al. Role of miR-19a targeting TNF-alpha in mediating ulcerative colitis. Scand J Gastroenterol, 2013, 48 : 815-824.

15.Chen Y, Wang C, Liu Y, et al. miR-122 targets NOD2 to decrease intestinal epithelial cell injury in Crohn's disease. Biochem Biophys Res Commun, 2013, 438 : 133-139.

16.Guariso G, Gasparetto M, Visona Dalla Pozza L, et al. Inflammatory bowel disease developing in paediatric and adult age. J Pediatr Gastroenterol Nutr, 2010, 51 : 698-707.

17.Charpentier C, Salleron J, Savoye G, et al. Natural history of elderly-onset inflammatory bowel disease : a population-based cohort study. Gut, 2014, 63 : 423-432.

18.Ruel J, Ruane D, Mehandru S, et al. IBD across the age spectrum : is it the same disease? Nat Rev Gastroenterol Hepatol, 2014, 11 : 88-98.

19.Shim JO, Seo JK. Very early-onset inflammatory bowel disease(IBD) in infancy is a different disease entity from adult-onset IBD ; one form of interleukin-10 receptor mutations. J Hum Genet, 2014, 59 : 337-341.

20.Cleynen I, Boucher G, Jostins L, et al. Inherited determinants of Crohn's disease and ulcerative colitis phenotypes : a genetic association study.Lancet, 2016, 387 (10014): 156-167.

（滕贵根　整理）

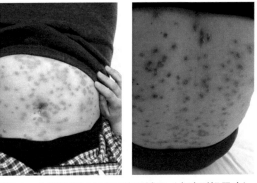

彩插1 全身散在红色斑丘疹及鳞屑（点滴型银屑病）

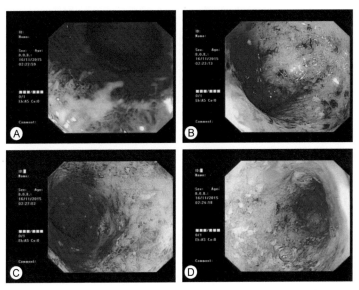

图A：直肠；图B：乙状结肠；图C：横结肠；图D：升结肠肝曲

彩插2 难治性溃疡性结肠炎患者的结肠镜下所见：回盲瓣形态正常，开闭良好，于回盲瓣口见一小糜烂处做活检。自盲肠至直肠见黏膜水肿、充血、糜烂，大片深、浅、不规则溃疡形成及溃疡周边的黏膜隆起，"黏膜桥"形成。升结肠结肠袋变钝，尚存在，横结肠、降结肠黏膜水肿明显，致管腔狭窄。全结肠黏膜脆，接触出血明显。病变基本呈连续分布，升结肠小范围结肠黏膜血管网可见

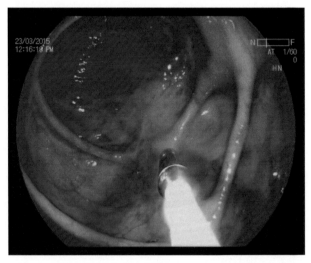

彩插 3　结肠镜黏膜愈合，血管网欠规则，未见黏膜糜烂和溃疡